W0192093

Eva Maria Haaga

Apfelessig macht schlank und schön

So finden Sie sanft und dauerhaft zu Ihrer Wohlfühlfigur

Originalausgabe

WILHELM HEYNE VERLAG
MÜNCHEN

Umwelthinweis:
Dieses Buch wurde auf
chlor- und säurefreiem Papier gedruckt.

Copyright © 1998 by Wilhelm Heyne Verlag GmbH & Co. KG, München
Printed in Germany 1998
Konzeption und Realisation: Medienagentur Gerald Drews, Augsburg
Redaktion: Claudia Privitera
Gesamtbetreuung: Christine Proske (Ariadne Buchkonzeption, München)
Umschlagillustration: Premium/J.M. Foujols, Düsseldorf und Elmar Kohn, Landshut
Umschlaggestaltung: Atelier Adolf Bachmann, Reischach
Satz: DTP/Walleitner
Druck und Bindung: Pressedruck, Augsburg

ISBN 3-453-14459-7

Inhalt

Vorwort

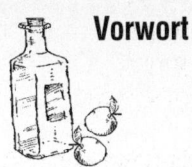

Wer hat nicht schon die ein oder andere Diät oder Crashkur ausprobiert, die einen sensationellen Erfolg in kürzester Zeit versprach? Und mit welchem Ergebnis? Besonders Frauen bemühen sich Jahr für Jahr, den Schönheitsidealen unserer Zeit nachzukommen, meist jedoch ohne sichtbaren Erfolg.

In der Ernährungswissenschaft hat dieses Phänomen seit langem einen Namen: den sogenannten »Jo-Jo-Effekt«. Er ist es, der alle Mühen wieder zunichte macht, auch wenn man sich auch noch so streng an alle Diätvorschriften hält und vielleicht über Wochen oder gar Monate Verzicht geübt hat. Sobald wieder normal gegessen wird, kehrt die mühsam erhungerte Figur wieder zu ihrem Ursprungszustand zurück.

Der Grund ist ganz simpel: Unser Körper hat in der »Engpaßzeit« gelernt, sich zu helfen. Das heißt, er wertet die zugeführte Nahrung ganz einfach besser aus. Wenn wir beginnen, wieder »normal« zu essen, hat er dieses Programm noch immer gespeichert. Er legt neue Fettdepots an, um sich für eventuelle Notzeiten zu rüsten.

Um diesem Phänomen entgegenzuwirken, gibt es eine Alternative, und die heißt: Apfelessig! Mit seinen Vitaminen, Mineralstoffen und Enzymen regt er den Stoffwechsel an und hilft, überschüssige Fettpolster einzuschmelzen. Durch kalorienreduzierte Normalkost, wie sie in den folgenden Rezepten zu finden ist, geht das Abnehmen mit Apfelessig besonders schnell, und die Wirkung ist lange zu sehen.

Wenn Sie die so erlernte Ernährungsform in Ihre Normalkost übernehmen, dann ist Schlankwerden, Schlanksein und Schlankbleiben für Sie kein Problem mehr. Ausgewogene, fettarme Mischkost, die durch den Einsatz von Apfelessig sinnvoll unterstützt wird, bietet die Möglichkeit, dauerhaft gesund und schlank zu bleiben, besonders wenn sie von einem ausgewogenen und effektiven Bewegungstraining begleitet wird und von dem Wissen über unsere falschen Eßgewohnheiten.

I. Das Geheimnis des Apfelessigs

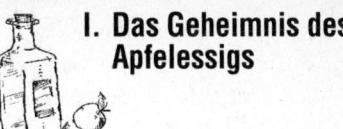

Im Fruchtfleisch des Apfels befinden sich Pektine und zahlreiche andere Ballaststoffe, die dem Apfel seine Festigkeit verleihen. Im Pektingerüst eingelagert finden wir vor allem Fettsäuren, Vitamin C und Bioflavonoide, Eiweiße, Kohlenhydrate, Mineralstoffe und natürliche Essigsäure. Diese hat die Aufgabe, mit ihren desinfizierenden Wirkstoffen den noch unreifen Apfel vor Schädlingen und Fäulnisbakterien zu schützen.

Apfelessig hat natürlich einen noch höheren Anteil an Essigsäuren, die unter der Einwirkung der Essigbakterien aus dem Alkohol des Apfelmostes entstanden sind. Daher ist der Apfelessig besonders zur Regulierung des bakteriellen Milieus im gesamten Verdauungstrakt geeignet. Essigsäure wirkt stark entschlackend auf die inneren Organe, weil sie die Entgiftungsarbeit unterstützt. Essigsäure steigert zudem die Zellatmung, regt den Stoffwechsel an und baut dadurch Fettdepots ab.

Aktuelle wissenschaftliche Untersuchungen legen die Vermutung nahe, daß besonders die Wirkstoffe des Apfelessigs fettstoffwechselaktiv sind. Dies erklärt unsere positiven Erfahrungen mit dem im folgenden Kapitel erläuterten Apfeltrester-Essig (Superapfelessig).

Apfelessig noch wirksamer machen

Während für gesunde Menschen jeder biologisch einwandfreie Apfelessig ausreicht, ist es für Kranke und Gesundheitsbewußte besser, einen gehaltvolleren Apfelessig zu verwenden. Die einfachste Art, an einen solchen heranzukommen, besteht darin, einen ganz normalen Apfel zu verspeisen. Leider sind die schönsten Äpfel nicht immer die besten. Bevorzugen Sie also Wildäpfel und alte Sorten aus natürlichen Streuobstwiesen und -gärten, denn diese bieten einen besonders hohen Anteil an gesunden Inhaltsstoffen. Da aber der Mineralgehalt sowohl von der Bodenbeschaffenheit als auch von klimatischen Schwankungen abhängig ist, können die folgenden Angaben nur einen groben Überblick bieten. Als sicher gilt allerdings die Tatsache, daß sich im Apfelessig nur ein Fünftel der Wirkstoffe befinden, die im gesunden Apfel vorhanden sind.

Warum dann überhaupt Essig einnehmen und nicht einfach einen Apfel essen?

Ein Großteil unserer Bevölkerung leidet an Verdauungsschwäche, so daß rohe Nahrung nicht vertragen wird und nur unzureichend verdaut werden kann. Dadurch gehen leider bevorzugt die dickmachenden Anteile der Lebensmittel problemlos in das Blut über. Unter der Einwirkung des Apfelessigs kommt es zu einer gründlicheren Verdauung. Besonders jene Vitalstoffe aus der Nahrung, die eine übermäßige Fettaufnahme und -speicherung verhindern, können dadurch besser aufgenommen werden.

Apfelessig enthält zwar weniger Vitamine und Mineralien als ein Apfel, besitzt aber voraufgeschlossene und dadurch leichter verwertbare Vitalstoffe. Das bedeutet: Weniger ist tatsächlich mehr.

Wenn wir also dem Apfelessig frischen Apfeltrester (Rückstände der Apfelsaftgewinnung) zusetzen, können wir den Mineral- und Spurenelementanteil um ein Vielfaches erhöhen und damit die vermehrten fettstoffwechselaktiven Substanzen nutzen. Wer das Glück hat, einen Winzer seines Vertrauens zu kennen, kann das Ausgangsmaterial seines zukünftigen Essigs sehen und sicher sein, ein qualitativ hochwertiges Produkt zu erhalten. Dies ist auch von Vorteil, wenn eigene Äpfel vermostet werden. Achten sie vor allem auf das verwendete Obst, denn angefaulte oder verschmutzte Äpfel sind kein optimales Ausgangsprodukt. Eigenen Essig herzustellen ist in keinem Fall ratsam, denn es ist schwierig, immer alle hygienischen Voraussetzungen einzuhalten. So können z. B. wilde Essigbakterien den ganzen Ansatz verderben.

Um einen biologisch einwandfreien Apfelessig zu erhalten, sind Reformhäuser und Bioläden eine preiswerte und sichere Alternative. Dieser Essig eignet sich sehr gut als Ausgangsbasis für die verschiedensten Heilessige.

Rezept für einen Superapfelessig

Entsaften Sie einige Äpfel, bis Sie ca. 200 Gramm Apfeltrester erhalten (keine Dampfentsaftung, da hierbei wichtige Enzyme und Vitamine zerstört werden). Am günstigsten sind ungespritzte und unbehandelte Äpfel, bei denen Sie die Schale mit verwenden sollten, da sich wichtige Wirkstoffe direkt unter der Schale befinden. Wer keinen elektrischen Zentrifugalentsafter hat, kann die Äpfel auch fein reiben und durch ein Tuch pressen.

Vermischen Sie dann 200 Gramm Apfeltrester mit 0,7 bis einem Liter Apfelessig. Am besten verwenden Sie zum Ansetzen eine weithalsige

Flasche, da der Superapfelessig eine breiige Konsistenz hat. Sie können ihn dann leicht mit einem Löffel aus der Flasche entnehmen. Von dieser Mischung nehmen Sie ein bis zwei Eßlöffel ca. 15 Minuten vor den drei Hauptmahlzeiten in einem Glas mit körperwarmem Wasser ein, um eine sättigende Wirkung zu erzielen.

Noch empfehlenswerter ist es, wenn man diese Mischung drei Wochen bei Raumtemperatur, möglichst in einer dunklen Flasche, reifen läßt. Dann bilden sich besonders wirkungsvolle Enzymverbindungen, wichtige Mineralien werden voraufgeschlossen, und es entsteht ein noch effektiverer Apfelessig.

II. Übergewicht, das Gesundheitsrisiko Nummer 1

Fett ist notwendig, denn es schützt und regelt wichtige Körperfunktionen. Trotzdem ist ein Zuviel an Körperfett ungesund und gilt als wesentlicher Risikofaktor für die sogenannten Zivilisationskrankheiten. Jedes Kilo zuviel bedeutet eine Belastung für unser Herz und unseren Blutkreislauf. Dadurch können Herz- und Gefäßerkrankungen entstehen. Ungefähr 70 Prozent aller Übergewichtigen leiden an Stoffwechselstörungen bzw. an Bluthochdruck.

Da die freie Atmung durch das Übergewicht beeinträchtigt wird, erhöht sich die Infektionsbereitschaft, und die Tendenz zu allergischen Reaktionen nimmt zu.

Fettablagerungen an den Gefäßinnenwänden behindern den Durchgang von Sauerstoff und Nährstoffen zu den Organen, somit ist vorzeitiger Verschleiß vorprogrammiert.

Überschüssige Kilos belasten außerdem den Stütz- und Bewegungsapparat des Menschen. Dadurch werden die Knochen und die Gelenke schneller abgenutzt.

Es gibt kein Organ, dem Übergewicht guttut. Die Fachwelt vermutet sogar, daß übermäßige Körperfülle die Entstehung von Darm-, Gebärmutterschleimhaut- sowie Brustkrebs begünstigt. Das Tückische an diesen »Zivilisationskrankheiten«, zu denen selbstverständlich auch Gallensteine, Gicht und Arthritis gehören, ist, daß sie sich schleichend über Jahre hinweg entwickeln und daher lange Zeit unerkannt bleiben.

Um zu erkennen, ab wann wir von Übergewicht reden können, hat uns die Fachwelt zwei Möglichkeiten der Berechnung zur Verfügung gestellt.

Die Brocca–Formel

Formel: Körpergröße in Zentimeter minus 100 = Normalgewicht in Kilogramm.

Beispiel: Körpergröße: 170 cm - 100 = Normalgewicht = 70 kg.

Männer dürfen bei dieser Berechnung von 10 Prozent unter bis 10 Prozent über dem Normalgewicht schwanken. Frauen haben eine Schwankungsmöglichkeit von 15 Prozent unter bis 10 Prozent über dem errechneten Normalgewicht.

Der Body–Mass–Index (BMI)

Formel: Das Körpergewicht in Kilogramm zu Körpergröße in Quadratmeter.

Beispiel: Größe: 1,86 m; Gewicht: 83 kg.
Ergebnis: 83 : (1,86 x 1,86) = 24.

Der ideale Bereich beim Mann liegt bei einem BMI von 20 bis 25, bei Frauen zwischen 19 bis 24.

1. Abnehmen mit Apfelessig beginnt im Kopf!

Fast jeder Übergewichtige hat schon einmal versucht abzunehmen. Ich glaube, es gibt kaum jemanden, der nicht bereits mehr als einmal mit dem Gedanken gespielt hat, wie es sein könnte, wenn man so schön schlank wäre wie unsere Supermodels. Meist scheitern unsere Versuche jedoch nicht an der Willensstärke. Das eigentliche Problem für das »Nicht-Durchhalten« liegt vielmehr in unserem Unterbewußtsein, denn es ist auf Essen programmiert.

Bereits im Kindesalter wird unser Unterbewußtsein dahingehend gewöhnt, daß es automatisch bei bestimmten Situationen die Nahrungsaufnahme fordert. Wenn sich ein kleines Kind z. B. beim Spielen verletzt, wird es von der Mutter liebevoll auf den Arm genommen und getröstet. Damit der Schmerz schneller vergeht, bekommt das Kind oft ein Stück Schokolade. Schon hier lernt das Unterbewußtsein, daß Essen, in Form von Schokolade oder anderen Süßigkeiten, Trost spendet.

Auch bei guten Leistungen wird Essen als Belohnung zweckentfremdet. Das Gehirn speichert, daß Essen etwas mit Erfolg zu tun hat. So ist Nahrungsaufnahme ein fest integrierter Bestandteil in einer Vielzahl von Situationen. Nicht essen können oder dürfen verbinden wir dagegen meist mit unangenehmen Situationen, vom Abnehmen bis zum Zahnarztbesuch.

Bereits Kleinkinder lernen, daß Essen ein Ersatz für Liebe und Geborgenheit sein kann. Immer wenn die Mutter, aus welchen Gründen auch immer, das schreiende Baby mit dem Fläschchen beruhigen will, erfolgt diese Prägung. Vielleicht hatte das Kind gar keinen Hunger, sondern wollte lieber beschäftigt werden, sogar mitten in der

Nacht. Gerade in dieser Situation ist es viel bequemer, das Kind einfach »abzufüttern«, um wieder die eigene Ruhe zu haben. Das Unterbewußtsein dieses kleinen Menschen hat nun gelernt, daß Essen ein Ersatz für liebevolle Zuwendung ist. Daß viele Erwachsene bei Liebeskummer oder ähnlichen Problemen zu übermäßigem Nahrungskonsum neigen, ist eine in vielen Jahren erlernte Verhaltensweise. Jeder von uns hat ein derartiges »Eßprogramm«.

Nahrungsentzug oder auch nur Nahrungseinschränkung rufen in uns ein Gefühl von Verlust und Angst hervor. Um wirklich effektiv abzunehmen und auch schlank zu bleiben, müssen wir dieses Programm ändern!

Das können wir vor allem durch positive bildhafte Vorstellung (Imagination) und Suggestion erreichen. Praktisch heißt dies: Wir kommen zur Ruhe und stellen uns unseren Körper so vor, wie wir ihn gerne hätten. Wir spüren bewußt, wie es ist, sich in diesem Körper zu bewegen, und stellen uns Komplimente vor, die von den Mitmenschen kommen. Durch dieses Traumbild, welches Sie in Ihrem Kopf gestalten, sind Sie in ihrem Geist ihrem Ziel schon bedeutend näher, da das alte Programm Ihres Unterbewußtseins weitgehend gelöscht und mit der Wunschvorstellung ersetzt wird. Ihr Unterbewußtsein ist momentan wahrscheinlich mit Suggestionen wie »Ich mag mich nicht«, »Ich bin zu dick« oder »Andere können mich nur häßlich finden« gespickt.

Durch das neue Programm werden Sie eine positive Ausstrahlung bekommen, die niemand übersehen kann. Und genau dieses neu entstandene Selbstbewußtsein ist es, das die Kraft zum gezielten Nahrungsverzicht gibt und die überflüssigen Pfunde nur so purzeln läßt. Machen Sie sich Ihren Geist und Ihren Körper zum Freund. Der übertriebene Drang zu Essen verschwindet aus dem Unterbewußtsein und folglich aus dem Kopf. Und Sie kommen soweit, daß Sie nur noch essen, wenn Ihr Körper Energie braucht. Vor allem aber lernen Sie, die Signale Ihres Körpers wieder zu verstehen. Ihr Körpergefühl wird sensibilisiert und die Sättigung tritt früher ein.

Das Ritual der regelmäßigen Einnahme des Apfelessiggetränks, 15 Minuten vor jeder Mahlzeit, wirkt nicht nur bereits von vornherein sättigend, sondern stimmt uns auch auf eine durchdachte Nahrungsaufnahme ein.

Da jeder Ruhezustand den Hunger dämpft und Hektik hingegen Hunger provoziert, sollten Sie sich im Laufe des Tages einfach einmal ein paar Minuten Zeit nehmen, um zur Ruhe zu kommen, eventuell mit schöner meditativer Musik. Fangen Sie an zu träumen, wie es wäre, wenn ...

2. Falsche Eßerziehung bei Kindern – das Problem der Erwachsenen

Die Störungen im Eßverhalten können bereits in den ersten Lebenswochen und -monaten eines Kindes angelegt werden. Beispielsweise dann, wenn die junge Mutter mit der neuen Situation noch nicht völlig vertraut ist und sie sich aus Unsicherheit an starre Fütterungszeiten oder an das sture Stillen nach Tabelle festhält. Häufig werden Säuglinge aus dem Schlaf gerissen, weil es Zeit zum Essen ist. Keine Bange: Ein Kind rührt sich, wenn ihm etwas fehlt.

An der körperlichen Entwicklung können Sie feststellen, ob sich der Säugling gut entwickelt, auch wenn er nicht die auf den Nahrungspäckchen angegebenen Mengen getrunken bzw. gegessen hat. Natürlich gibt es auch hier Ausnahmen, auf die Sie jedoch ihr Kinderarzt aufmerksam machen wird. Wenn Sie wirklich Bedenken haben, daß Ihr Kind nicht genügend Nahrung zu sich nimmt, fragen Sie am besten Ihren Kinder- oder Hausarzt.

Es ist traurig anzusehen, daß viele Mütter die Nahrung zu sehr überbewerten. Oftmals wird die Dosierung der Babynahrung nicht nach den Packungsangaben vorgenommen, sondern wird höher angelegt. Aber zuviel ist nicht gut, sondern schadet meist.

Teilweise nehmen Eltern die Nahrung sogar wichtiger als Hautkontakt, Spiele und Kommunikation mit dem Kind. Natürlich muß die Befriedigung der körperlichen Bedürfnisse wie Nahrung und Pflege gewährleistet sein, jedoch muß der seelisch-geistige Bereich mindestens genauso ernst genommen werden. Sogar fehlende Unterstützung durch den Vater kann eine Ursache für das falsche Eßverhalten bei Kindern sowie bei der Mutter sein.

Die sogenannten »Frustesser« sind mit Sicherheit jedem ein Begriff. Diese schlechte Angewohnheit wird häufig verstärkt durch übermäßige Leistungserwartungen.

Weiterhin sollte man davon absehen, das eigene Kind zu zwingen, den Teller leer zu essen. Es weiß von Natur aus ganz genau, wann es genug hat. Natürlich sollte es nicht ständig zwischen den Mahlzeiten Süßigkeiten bekommen. Ebenso wichtig ist es, daß Sie Ihrem Kind nicht durch permanentes Übersüßen von Tees oder anderen Getränken den Geschmackssinn desensibilisieren. Jedes Kind trinkt als Neugeborenes problemlos ungesüßte Getränke. Natürlich zieht es die süßen Getränke und Näschereien vor, wenn es erst einmal davon gekostet hat.

III. Richtig abnehmen, aber wie?

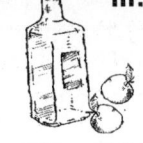

1. Mit natürlichen Fitmachern die Apfelessigdiät unterstützen

Der Stoffwechsel unseres Körpers kennt zwei Verhaltensphasen: die sogenannte Jagdphase und die Erntephase. Sie stammen noch aus den Urzeiten der Menschheit, als die Ernährung von den Jahreszeiten abhängig war.

Das Frühjahr und der Sommer galten als Jagdphase. Der Mensch ernährte sich von jungem Obst und Gemüse und bewegte sich viel mehr als im Winter. Durch schweißtreibende Bewegung und die Aufnahme von Vitalstoffen der jungen Pflanzensprößlinge signalisierte der Mensch dem Körper, daß der Aufbau eines Fettdepots nur hinderlich und unzweckmäßig wäre.

In der Erntephase des Herbstes hingegen signalisierte die reduzierte Bewegung und die Aufnahme von Vitalstoffen der reifen Früchte dem Körper die zu erwartende Zeit knapper werdender Nahrung. Der Körper beantwortet diese Signale der Natur durch die Einlagerung möglichst großer Fettmengen, um Vorräte für die Winterzeit zu speichern. Da wir heute ständig, ohne größere Anstrengung, an jedes nur denkbare Nahrungsmittel kommen, glaubt das genetische Programm unseres Körpers, es sei immer Erntezeit, und versucht dadurch ständig, soviel wie möglich der zugeführten Nahrung als Fett zu speichern. Um dieser Fehlinformation entgegenzuwirken, ist es ratsam, regelmäßig schweißtreibende Tätigkeiten wie z. B. Sport zu machen. Mindestens dreimal wöchentlich ca. eine halbe Stunde gezielten Aufenthaltes an der frischen Luft oder ersatzweise dosierte Höhensonnenbestrahlung vermitteln unserem Körper zusätzlich den Eindruck, es sei Jagdphase.

Ein weiterer entscheidender Befehl des Gehirns, möglichst keine Fettstoffe einzulagern, sondern vermehrt Fett abzubauen, geht vom Verzehr unreifer Früchte und junger Sprößlinge bzw. Keime aus. Ihre hormonähnlichen Substanzen vermitteln unserem Körper das zum Abnehmen erforderliche »Frühlingsgefühl«.

Sämtliche unreife Früchte zeichnen sich durch einen hohen Gehalt an Fruchtsäuren aus. Deswegen werden sie auch nicht von Tieren gefressen, und das wiederum schützt die Samen in den Früchten, die noch nicht zur Fortpflanzung fähig sind. Essigsäuren sind den Fruchtsäuren chemisch so ähnlich, daß sie unserem Körper die gleichen Impulse vermitteln wie unreifes Obst. Darin liegt einer der vielen Gründe für die unterstützende Wirkung des Apfelessigs beim Fettabbau.

Um diesen Prozeß des Fettabbaus zu unterstützen, sind natürlich frisch gekeimte Samen und junge Pflanzentriebe eine große Hilfe. Sie sollten sie deshalb über Ihre gewohnte Nahrung streuen. Drei Eßlöffel täglich enthalten in etwa jene Dosis an Pflanzenhormonen, die unser Körper als Abnehmbefehl interpretiert. Drei Eßlöffel Keime entsprechen maximal 15 Kilokalorien und fallen deswegen buchstäblich „nicht ins Gewicht".

Leider ist nicht immer garantiert, daß es unserem meist nicht rohkostgewöhnten Verdauungssystem gelingt, alle erforderlichen Wirkstoffe aus der Keimkost herauszulösen. Hier hilft uns bereits der Apfelessigtrunk mit seinen verdauungsunterstützenden Enzymen. Sie brauchen ihn einfach regelmäßig, d. h. 15 Minuten vor dem Essen, in körperwarmem Wasser einzunehmen. Wem der Geschmack nicht gefällt, der kann den Apfelessigtrunk mit etwas Süßstoff, kalorienarmem Gemüsesaft oder Diätfruchtsaft vermischen.

Falls Sie bisher noch keine Keimkost in Ihrer Ernährung verwendet haben, so empfehle ich Ihnen das Heyne-Taschenbuch »Körner und Keime« von Rose-Marie Nöcker. Sie werden nicht nur im Hinblick auf das Abnehmen, sondern generell für Ihre Gesundheit wertvolle Tips bekommen.

Keime sind im allgemeinen bereits ein günstiger Stimulator für den Fettabbau; im folgenden sind einige aufgezählt, die sich besonders positiv auf den Abbau von Körperfett auswirken:

Alfalfa

Sein hoher Chlorophyllgehalt signalisiert unserem Körper Frühjahrsgefühle und damit die Jagdperiodenzeit.

Bockshornklee

Er gilt in der indischen Heilkunde als Aphrodisiakum. Seine Pflanzenhormone stimulieren den Körper, lenken ihn vom Essen ab bzw. vermindern den Eßdrang.

Buchweizen

Sein hoher Rutingehalt erhöht die Gewebe-Elastizität. Der Gehalt an B-Vitaminen unterstützt den Muskelaufbau und damit indirekt den Fettabbau. Die beruhigende Wirkung der B-Vitamine hilft zudem, den Hunger leichter zu vertreiben.

Kresse

Ihr hoher Gehalt an Senfölen unterstützt die Blutreinigung und den Fettabbau.

Generell sollten Sie alles, was Sie an Keimsaat bekommen können, in Ihre Ernährung einbeziehen. Keime sind die konzentriertesten Gesundheitswirkstoffträger!

An zweiter Stelle nach den Keimen hat die Wissenschaft inzwischen eine Reihe von Lebensmitteln entdeckt, die den Fettabbau unterstützen. Ebenso wie die Keime sind die folgenden Früchte, natürlich nur im rohen Zustand, Voraussetzung für eine gesunde und gewichtsnormalisierende Ernährung:

Ananas

Wichtig ist vor allem ihre hungerdämpfende Wirkung. Die enthaltenen Enzyme begünstigen den Fettabbau und bremsen die Einlagerung von Fetten in die Depots.

Äpfel

Ihre Faserstoffe und Pektine binden die Fette im Darm und verhindern eine übermäßige Aufnahme in die Blutbahn.

Avocados

Bei einer fettreduzierten Kost ist die Avocado ein absolutes Muß. Ihre vielen einfach und mehrfach ungesättigten Fettsäuren versorgen unseren Körper mit den lebensnotwendigen Fetten, ohne die wir nicht leben können.

Bananen

Besonders hervorzuheben ist ihre nervenstärkende Wirkung, denn diese reduziert den Streßhunger.

Karotten

Sie enthalten Kalorien, Vitamine, Mineralien und Spurenelemente in einem besonders günstigen Verhältnis zueinander. Natürlich sind die kleinen und jungen am besten.

Kartoffeln

Sättigen anhaltend und liefern wichtige Baustoffe für alle Körperfunktionen. Im Zusammenhang mit Rohkost machen sie nicht dick, da Rohkost die durch den Kochprozeß zerstörten Vitamine und Enzyme ergänzt.

Mangos

Sie wirken durch ihren hohen Vitamingehalt stoffwechselanregend. Ihre euphorisierende Wirkung hilft bei Hungerdepression.

Papaya

Besonders interessant ist ihr hoher Enzymgehalt. Er verhindert, daß Kohlenhydrate zu schnell in Fette umgebaut werden. Sie unterstützen also den Fettabbau und den Muskelaufbau, machen vital und fit.

Paprikas

Sie sind wahre Vitamin-C-Bomben. Vitamin C, auch Ascorbinsäure genannt, ist jener Stoff, der Früchte sauer macht. Sie signalisieren dem Körper die Jagdperiode.

Spargel

Neben seiner entwässernden Wirkung unterstützt er nachweislich den Fettabbau. Verständlich, denn er ist ja eine typische Pflanze der Jagdperiode. Er kann auch roh gegessen werden. Bei gekochtem Spargel sollten Sie durch die Zugabe von Rohkost die zerstörten Enzyme ergänzen.

Tomaten

Neben ihrem hohen Gehalt an Vitalstoffen enthalten sie vor allem Wirkstoffe, welche die Ausschüttung des Hormons Cholezytotinin in unserem Körper bewirken. Cholezytotinin ruft das Sättigungsgefühl hervor. Zudem sind Tomaten und Tomatensaft extrem kalorienarm. Lediglich ihr hoher Oxalsäuregehalt ist ein kleiner Wermutstropfen, denn bei manchen Menschen kann er zur Bildung von Nierensteinen führen.

Zitrusfrüchte (Grapefruits, Orangen, Zitronen)

Mit ihrem hohen Gehalt an Vitamin C und damit an Fruchtsäure sind sie die Jagdzeit-Anzeige schlechthin.

Generell werden besonders Apfelessig und saure Früchte Ihre Bemühungen zur Gewichtsabnahme optimal unterstützen. Sie enthalten die meisten stoffwechselanregenden und fettabbauenden Stoffe. Im gleichen Verhältnis sollte jedoch auch rohes Gemüse gegessen werden. Mit seinen basischen Mineralien hilft es, den eventuellen Überschuß an Fruchtsäure auszugleichen. Denn nur ein gesundes Verdauungssystem vermag die Fruchtsäuren bis auf ihre basischen Grundbausteine abzubauen.

2. Überlisten Sie sich selbst – die besten Psychotricks für dauerhaftes Abnehmen

Oftmals ist es sehr schwer, sich an die auferlegten Diätzwänge zu halten. Daher bedarf es einiger erfolgreicher Tricks, mit denen man es sich selbst ein wenig leichter machen kann.

1. Schreiben Sie zu Hause eine Einkaufsliste, die sich an unsere Rezepte hält, und kaufen Sie wirklich nur, was auf der Liste steht. Dazu gehört auch, daß Sie niemals hungrig einkaufen gehen, sonst ist die Verführung, Ungesundes zu kaufen, viel größer.

2. Wer kann schon widerstehen, wenn die Schublade vollgestopft ist mit den leckersten Süßigkeiten? Niemand! Meist kann man erst mit dem Naschen oder Knabbern aufhören, wenn die Tafel Schokolade endlich aufgegessen ist. Also sollten Sie solche Vorräte lieber abschaffen.

3. Nehmen Sie lieber fünfmal täglich kleinere Mahlzeiten zu sich, so hat der Magen ständig etwas zu tun, und die Heißhunger-Phasen halten sich in Grenzen.

4. Trinken Sie vor dem Essen ein großes Glas Wasser mit Apfelessig, so werden Sie schneller satt. Falls Sie dieses Wasser im heißen oder warmen Zustand zu sich nehmen, öffnen Sie auch noch die Geschmacksknospen auf der Zunge. Dadurch können Sie Gewürze wie Salz und Zucker einsparen, da sich Ihr Geschmackssinn bereits sensibilisiert hat. Bei der Empfehlung der

DGE (Deutsche Gesellschaft für Ernährung), die ein Höchstmaß von fünf Gramm Salz pro Tag und Person vorgibt, kann dies nur ein enormer Vorteil sein.

5. Trinken Sie viel Wasser oder ungesüßten Tee über den Tag verteilt. Damit entlasten Sie ihre Nieren und scheiden Giftstoffe besser aus.

6. Essen Sie immer Salate oder Rohkost als Vorspeise. Bei dem nachfolgenden Hauptgang sind Sie auf diese Weise schneller satt.

7. Nehmen Sie sich nur kleine Portionen, möglichst auf Kuchentellern, dann sieht es gleich nach mehr aus. Volle Schüsseln verleiten Sie nur dazu, zuviel zu essen.

8. Essen Sie langsam und kauen Sie gründlich, denn das natürliche Sättigungsgefühl stellt sich erst nach 15 bis 20 Minuten ein. Wenn Sie schnell essen, haben Sie zu diesem Zeitpunkt schon zuviel gegessen.

9. Essen Sie bewußt. Konzentrieren Sie sich auf das Aussehen und den Geschmack der Speisen. Vermeiden Sie vor allem die Ablenkung durch Fernseher und Gespräche.

10. Wenn Sie abends vor dem Fernseher unbedingt noch etwas zu essen brauchen, greifen Sie zu frischem, rohem Obst oder Gemüse. Auf keinen Fall zu Chips, Schokolade oder Dosenfrüchten.

11. Wenn sich der Heißhunger auf Süßes wirklich nicht vermeiden lassen sollte, verhalten Sie sich wie ein Diabetiker. Greifen Sie auf zucker- und fettreduzierte Süßigkeiten zurück. Dies ist nur eine Notlösung und kein Freibrief für ungezügelten Genuß von Naschwerk.

12. Ihre Ernährungsumstellung ist kein Grund, sich von Freunden und Verwandten abzukapseln. Ich habe festgestellt, daß es sehr vorteilhaft ist, sich einmal pro Woche einen Tag zu gönnen, an dem man schlemmen darf. Dies kann der Sonntag sein, an dem Sie Zeit haben für leckere Braten, die Hochzeit ihrer besten Freunde oder eine Einladung. Auf diese Art und Weise fällt es auch den Mitmenschen besonders leicht, sich an der Kostumstellung zu beteiligen.

3. Normaler Kalorienverbrauch bei Männern und Frauen

Mit zunehmendem Alter lernt unser Körper immer besser, die Nahrung auszunutzen und mit weniger Energie auszukommen. Auch wenn Sie nicht mehr essen als früher, nehmen Sie dadurch langsam aber sicher zu. Gerade dieses »Genauso viel« ist im Alter schon »Zuviel«.

Den höchsten Kalorienverbrauch hat der Mensch zwischen 15 und 25 Jahren. Ab 30 Jahren verbraucht der Körper erheblich weniger Kalorien. Die Stoffwechselprozesse verlangsamen sich und pro Jahr sinkt der Grundumsatz um ein Prozent. Sogar die Muskelmasse schwindet stetig. Bei einem 75jährigen macht sie nur noch 15 Prozent des Körpergewichtes aus, bei einem 20jährigen sind es dagegen bis zu 40 Prozent.

Wenn Sie mit zunehmendem Alter nicht dicker werden möchten, dürfen Sie auf keinen Fall mehr so essen wie mit 20 oder 30 Jahren. Am schwierigsten ist es für diejenigen, die keinerlei Sport treiben. Frauen müssen besonders aufpassen, da sie generell weniger Kalorien verbrauchen als Männer.

Hungergefühl ist in vielen Fällen auch Ausdruck mangelnder Versorgung mit wichtigen Vitaminen und Mineralien. Weniger Essen bedeutet deshalb, daß man zugleich vitamin- und mineralstoffreicher essen muß. Genau diese Erfordernisse erfüllt der vitalstoffreiche Apfelessig und die Gerichte, die man mit ihm präparieren kann.

Um einen Eindruck vom unterschiedlichen Kalorienverbrauch bei Männern und Frauen zu bekommen, ist folgende Tabelle geeignet:

Wer soll wieviel essen?

	Männer (kcal/Tag)	Frauen (kcal/Tag)
15 bis 19 Jahre	3.000	2.400
19 bis 25	2.600	2.200
25 bis 51	2.400	2.000
51 bis 65	2.200	1.800
65 und älter	1.900	1.700

4. Der richtige Zeitpunkt hilft beim Abnehmen

Es gibt zwei wirklich interessante Thesen zum richtigen Zeitpunkt des Abnehmens:

Die Periodenthese

Wie wir bereits in Kapitel II des Buches erwähnt haben, teilt diese These das Jahr in zwei Phasen ein: erstens die Jagdphase und zweitens die Erntephase.

Mit der Jagdphase ist die Frühjahrs- und Sommerzeit gemeint, in der unser Körper eine höhere Stoffwechselaktivität und cine geringere Tendenz zum Einlagern von Speicherfetten vorweist.

Entgegengesetzt verhält sich unser Körper im Herbst und Winter, in der sogenannten Erntephase. Aufgrund uralter genetisch verankerter Muster neigt unser Körper in dieser Zeit dazu, besonders viel Körperfett einzulagern. Daher fällt es jedem Menschen bedeutend leichter, im Frühjahr und Sommer Pfunde abzubauen, als im Herbst oder im Winter.

Die Mondphasenthese

Hierbei ist besonders Wert darauf zu legen, daß man mit einer Diät an einem Neumondtag beginnt. An diesem Tag, an dem der Mond für uns nicht sichtbar ist, fällt es uns nach dieser These leichter, beim Essen Maß zu halten. Vor allem ist die Willenskraft an einem Neumondtag stärker langanhaltender als an einem zunehmenden Mondtag. Sind die ersten zwei bis drei Tage erst einmal geschafft, fällt die Einhaltung der Diät zudem wesentlich leichter. Warum also die ersten kritischen Tage nicht so legen, daß uns der Mond unterstützen kann?

In der zunehmenden Mondphase dann muß man es mit der Kalorienzufuhr sehr genau nehmen. Ganz im Gegensatz dazu verhält es sich bei abnehmendem Mond; ein wenig zuviel Nahrung richtet in dieser Zeit keinen größeren Schaden an, und das Abnehmen fällt besonders leicht.

Wer einmal Ebbe und Flut am Meer erlebt hat, weiß, welche enormen Kräfte vom Mond ausgehen. Auch wenn Sie an die zweite Theorie nicht glauben, probieren Sie es einfach aus. Sie werden den Erfolg bald spüren. Und wenn Sie sowieso nicht an die Mondphasen glauben, ist es ja egal, wann Sie mit Ihrer Diät beginnen. Warum also nicht an einem Neumondtag?

5. Allgemeine Kochtips, um die Kalorienzufuhr zu senken

Es gibt einige Tricks, die bereits bei der Nahrungszubereitung helfen, die Kalorienzufuhr nicht unnötig in die Höhe schießen zu lassen.

Gerade bei den beliebten Saucen empfiehlt es sich, statt der üblichen Bindemittel wie Mehl oder Stärke, auf das Mitkochen von Gemüse wie Lauch, Karotten, Petersilienwurzel oder Kartoffeln zurückzugreifen. Püriert man diese Zugaben mit dem Bratensaft bzw. der ungebundenen Flüssigkeit, erhält man eine geschmacklich gute und sämige Sauce. Auch bei Cremesuppen können Sie durch das Mitkochen von Kartoffeln das Fett (in Form von Sahne, Crème fraîche, Sauerrahm oder Eigelb) und das Mehl einsparen.

Benutzen Sie nach Möglichkeit eine beschichtete Pfanne. Es ist erstaunlich, wie sich mit wenig, teilweise sogar ganz ohne Fett, die leckersten Dinge zubereiten lassen. Die Menge, die hierdurch eingespart werden kann, ist enorm. Machen Sie sich doch einmal den Spaß und probieren Sie aus, wieviel Fett Sie normalerweise verwenden. Messen Sie es einfach in Eßlöffeln ab und bedenken Sie, daß ein Löffel ca. 90 Kilokalorien liefert. Pfannkuchen kann man z. B. in einer beschichteten Pfanne nur mit Milch (3,5 Prozent Fett) ausbacken, denn das Milchfett reicht vollkommen aus.

Vergessen Sie Ihr Augenmaß. Natürlich haben erfahrene Hausfrauen und -männer einen Blick für die richtige Dosierung, dennoch sollten Sie anfangen, wieder alle Zutaten abzuwiegen. Nicht zuletzt kommen die überflüssigen Pfunde auch daher, daß man im Umgang mit den sogenannten »Geschmacksverbesserern« (wie z. B. jede Form von Fett, Zucker und Salz) viel großzügiger geworden ist.

Gewöhnen Sie sich bitte ab, immer zuviel zu kochen. Irgendwie hat man mit der Zeit vergessen, wie die Grundmengen für einen Vier-Personen-Haushalt auszusehen haben. Heute werden nicht mehr vier Schnitzel ausgebacken, sondern mindestens sechs, damit ja keiner verhungern muß. Jeder, dem ein Stück Fleisch nicht reicht, sollte besser Beilagen wie Kartoffeln, Salate oder Rohkost in größeren Mengen verzehren.

Versuchen Sie, den Umgang mit Salz und Zucker besser in den Griff zu bekommen. Die meisten Speisen schmecken erst richtig gut, wenn man sie korrekt würzt. Vor allem bleibt der natürliche Eigengeschmack der Lebensmittel besser erhalten.

Wenn Ihre Kinder nicht auf süße Limonaden verzichten wollen, ist Süßstoff oder Diätlimonade leider auch keine Lösung. Für Kinder ist dieser Zuckerersatz ungeeignet, da er die Reizschwelle für die Geschmacksempfindung »süß« erhöht.

Versuchen Sie es doch einmal mit verdünnten Obstsäften oder auch mit Früchtetee, der statt Zucker beispielsweise mit Apfelsaft gesüßt wird. Die Vorliebe für den süßen Geschmack ist uns angeboren, dennoch sollten wir versuchen, sie in gesunden Grenzen zu halten.

Entfernen Sie sichtbares Fett, und achten Sie besonders auf die versteckten Fette in vielen Wurst- und Käsesorten. Auch fettreduzierte Lebensmittel schmecken recht gut.

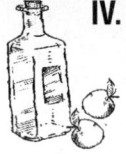

IV. Abnehmen mit Apfelessig

In unseren Rezeptvorschlägen beginnt jede Jahreszeit mit verschiedenen Frühstücksvarianten. Gleich im Anschluß daran folgen die Rezepte für Mittag- und Abendessen. Bei Tee oder Kaffee gibt es keine Kalorienangaben, da von schwarzem, ungesüßtem bzw. mit Süßstoff gesüßtem Kaffee oder Tee ausgegangen wird. Am besten ist es, wenn Sie Ihren Geschmack umstellen und zukünftig ganz ohne Süßmittel auskommen.

Bei manchen Frühstücksvarianten werden zusätzlich Säfte angeboten, da sonst die erforderliche Kalorienzahl nicht erreicht wird. Wenn trotz der Säfte keine 300 Kilokalorien erreicht werden, können Sie Ihren Kaffee oder Tee mit einem Schuß Trinkmilch (1,5 Prozent Fett) verfeinern.

Bei Mittag- und Abendessen können Sie generell Tee oder Mineralwasser trinken. Auf Limonaden sollten Sie ganz verzichten, es sei denn, Sie mögen Diätlimonaden. Aber denken Sie bitte auch hierbei an die Kalorienzahl. Sogar verdünnte Säfte haben einen hohen Energiegehalt; Sie sehen also, man sollte auch bei den Getränken auf den Brennwert achten. Das beste und kalorienärmste Getränk ist nach wie vor Wasser bzw. Mineralwasser. Sie sollten täglich ca. 2,5 Liter Flüssigkeit trinken, am besten in Form von Tee oder Wasser.

Die Zwischenmahlzeiten, die Sie zweimal täglich zu sich nehmen sollten, sind so berechnet, daß sie ungefähr bei 100 Kilokalorien oder leicht darunter liegen. Sie können auch durch die Apfelessigdrinks ersetzt werden, da diese aus frischen Frucht- oder Gemüsesäften bestehen und dadurch eine ausreichende Vitalstoffversorgung gewährleistet ist.

1. Jede Jahreszeit hat ihre speziellen Apfelessigdiät-Rezepte

Auf den folgenden Seiten finden Sie Rezeptvorschläge für Frühstück, Mittagessen und Abendessen, die die Erhältlichkeit der Zutaten in den vier verschiedenen Jahreszeiten berücksichtigt. Daher untergliedern sich die Rezeptvorschläge in Frühling, Sommer, Herbst und Winter. Dies ist nicht nur wichtig für die Verfügbarkeit der jeweiligen Lebensmittel, sondern auch entscheidend für den Erfolg bei Ihrer Ernährungsumstellung. Jeder weiß, daß der Körper im Winter eher darauf bedacht ist, Fettreserven aufzubauen, im Sommer jedoch das Abnehmen viel einfacher ist.

Bei der Apfelessigdiät ist es sehr entscheidend, daß Sie dreimal täglich ca. 15 Minuten vor den Hauptmahlzeiten ein bis zwei Eßlöffel Apfelessig mit einem Glas Wasser zu sich nehmen, evtl. auch gemischt mit verdünntem Tee, Obst- oder Gemüsesäften. Wenn Sie einen sehr empfindlichen Magen haben, geben Sie ihm die Chance, sich erst langsam an den Apfelessigtrunk zu gewöhnen und beginnen Sie mit kleineren Mengen, die Sie auch - je nach Bedarf - mit Süßstoff abschmecken können. Steigern Sie die Essigmenge langsam, bis Sie sich an das Höchstmaß von einem Eßlöffel pro Glas herangetastet haben. Mehr ist unnötig und bringt auch keinen größeren Erfolg, wie unsere Studien ergeben haben.

Die Essigmischung gegen die Hungerattacken können Sie natürlich zusätzlich zweimal pro Tag zu sich nehmen.

Bei den folgenden Rezepten habe ich versucht, bei allen Mahlzeiten dieselbe Kalorienmenge beizubehalten, so daß Sie die Möglichkeit haben, die jeweiligen Frühstücks-, Mittagessen- bzw. Abendessenrezepte frei zu kombinieren. Sie sollten dabei jedoch immer in derselben Jahreszeit bleiben. Alle Rezepte sind mit genauen Kilokalorien- und Kilojoule-Angaben gemacht, um Sie langsam an den Umgang mit »gefährlichen« und »weniger gefährlichen« Lebensmitteln zu gewöhnen. Sie werden merken, wie schnell Sie einen Blick für geeignete oder ungeeignete Zutaten bekommen.

Anhand der Rezeptbeispiele können Sie lernen, wie Sie eigene Kreationen verwirklichen können, die im Sinne der Apfelessig-Diät sind.

2. Im Frühling abnehmen mit Apfelessig

Rezepte für das Frühstück

Frühstück 1
(288 kcal/1210 kJ)
3 Scheiben Vollkornknäckebrot (ca. 105 kcal)
3 EL Magerquark 20% Fett (ca. 93 kcal)
6 TL Diät-Aprikosenkonfitüre etwa 75 g (ca. 90 kcal)

Bestreichen Sie die Vollkornknäckebrot-Scheiben mit je einem Eßlöffel Magerquark und geben Sie zwei Teelöffel Diät-Aprikosenkonfitüre darauf.

Frühstück 2
(304 kcal/1277 kJ)
150 g Naturjoghurt 1,5% Fett (ca. 63 kcal)
3 EL Hirsevollkornflocken (ca. 111 kcal)
1 EL Weizenkleie (ca. 20 kcal)
1 Apfel (ca. 75 kcal)
5 g gehackte Haselnüsse (ca. 35 kcal)

Mischen Sie unter den Joghurt die Vollkornflocken, Nüsse und die Weizenkleie. Den Apfel geben Sie in kleine Stückchen geschnitten dazu; schmecken Sie ihn evtl. mit etwas Süßstoff ab.

Frühstück 3
(294 kcal/1235 kJ)
1 Vollkornsemmel (ca. 114 kcal)
2 TL Halbfettbutter (ca. 50 kcal)
2 Scheiben Gemüse in Aspik (ca. 30 kcal)
1 hartgekochtes Ei (ca. 100 kcal)

Bestreichen Sie die beiden Semmelhälften mit je einem Teelöffel der Halbfettbutter und legen Sie das Aspikgemüse darauf. Garnieren Sie die Semmel mit dem in Scheiben geschnittenen Ei.

Frühstück 4
(299 kcal/1256 kJ)
1 Vollkornsemmel (ca. 114 kcal)
2 TL Halbfettbutter (ca. 50 kcal)
4 Scheiben gegarte Putenbrust etwa 70 g (ca. 93 kcal)

4 Scheiben Salatgurke (ca. 4 kcal)
1 EL Kresse (ca. 5 kcal)
250 ml Gemüsesaft (ca. 33 kcal)

Streichen Sie die Halbfettbutter auf die beiden Semmelhälften und belegen Sie diese mit der Putenbrust. Garnieren Sie mit den Salatgurkenscheiben und der Kresse. Dazu trinken Sie den Gemüsesaft.

Frühstück 5
(323 kcal/1357 kJ)
150 g Magerquark 20% Fett (ca. 150 kcal)
4 EL Orangensaft (ca. 23 kcal)
1 EL Leinsamen (ca. 75 kcal)
1 EL Weizenkleie (ca. 20 kcal)
1 kleine Orange (ca. 55 kcal)

Rühren Sie den Quark mit dem Orangensaft zu einer glatten Creme. Verfeinern Sie diese mit den Leinsamen, der Weizenkleie, den klein geschnittenen Orangenstücken und je nach Geschmack mit etwas Süßstoff.

Frühstück 6
(281 kcal/1180 kJ)
2 Scheiben Vollkorntoast (ca. 116 kcal)
2 TL Halbfettbutter (ca. 50 kcal)
8 dünne Scheiben Truthahngelbwurst etwa 45 g (ca. 70 kcal)
evtl. eine Essiggurke (ca. 10 kcal)
250 ml frischer Karottensaft (ca. 35 kcal)

Bestreichen Sie die Toasts mit der Halbfettbutter und belegen Sie die Brote mit der Wurst. Garnieren Sie das Ganze mit einer Essiggurke. Köstlich dazu schmeckt der Karottensaft.

Frühstück 7
(ca. 288 kcal/1207 kJ)
1 Scheibe Mehrkornbrot (ca. 81 kcal)
1 TL Halbfettbutter (ca. 25 kcal)
30 g Diätlandleberwurst (ca. 84 kcal)
3 Scheiben Salatgurke (ca. 3 kcal)
250 ml frischer Orangensaft (95 kcal)

Bestreichen Sie das Mehrkornbrot mit der Halbfettbutter und der Leberwurst und garnieren Sie es mit den Gurkenscheiben. Dazu trinken Sie den Orangensaft.

Rezepte für das Mittagessen

Rindfleischsalat
(491 kcal/2062 kJ)
150 g mageres Rindfleisch (ca. 231 kcal)
1 Zwiebel (ca. 16 kcal)
1 gelbe Paprika (ca. 44 kcal)
1 rote Paprika (ca. 44 kcal)
4 Essiggurken (ca. 40 kcal)
2 EL Apfelessig (ca. 8 kcal)
evtl. 2 EL Gurkenwasser (ca. 8 kcal)
2 EL Wasser

1 EL Sonnenblumenöl (ca. 90 kcal)
2 EL frische, kleingehackte Petersilie (ca. 10 kcal)

Das Fleisch in Streifen schneiden und ohne Fett in einer beschichteten Pfanne braten. Zwiebel in Ringe, Paprika in Streifen und die Essiggurken in Würfel schneiden. Aus den restlichen Zutaten eine Marinade herstellen und über das lauwarme Fleisch und Gemüse geben. Ca. 20 Minuten ziehen lassen und dann servieren.

Toskaner Fischschnitzel mit Kartoffel-Karottenpüree
(489 kcal/2054 kJ)
225 g Kabeljaufilet (ca. 193 kcal)
1 EL Apfelessig (ca. 4 kcal)
Salz
Pfeffer
5 g frischer Basilikum (ca. 2 kcal)

Zutaten für die Beilage
100 g Karotten (ca. 28 kcal)
200 g Kartoffeln (ca. 166 kcal)
100 ml Trinkmilch 1,5% Fett (ca. 49 kcal)
1 EL Sahne 30% Fett (ca. 47 kcal)
etwas Kräutersalz

Das Fischfilet waschen, trockentupfen und mit dem Essig beträufeln, salzen und pfeffern. In einer beschichteten Pfanne braten. Die gewaschenen, geschälten und kleingeschnittenen Kartoffeln und Karotten in Salzwasser weichkochen. Abseihen und beides durch eine Kartof-

felpresse drücken. Die kochend heiße Milch darübergießen und mit
etwas Kräutersalz abschmecken. Mit der Sahne verfeinern.

Das Fischschnitzel und das Püree auf einen vorgewärmten Teller geben und mit dem gehackten Basilikum bestreuen.

Wiener Würstchen mit Kartoffel-Gurken-Salat
(523 kcal/2197 kJ)
2 fettreduzierte Wiener Würstchen, etwa 100 g (ca. 200 kcal)
250 g festkochende Kartoffeln (ca. 208 kcal)
1/2 Salatgurke (ca. 20 kcal)
1 Zwiebel (ca. 16 kcal)
2 EL Apfelessig (ca. 8 kcal)
Kräutersalz
etwas Pfeffer
1 EL frische Petersilie (ca. 5 kcal)
5 g fein gehackter Dill (ca. 3 kcal)
150 g Naturjoghurt 1,5% Fett (ca. 63 kcal)

Kartoffeln dämpfen. In der Zwischenzeit die Gurke gründlich waschen
und mit der Schale in feine Scheiben hobeln.

Die Kartoffeln nach dem Garen abschrecken, schälen und in Scheiben schneiden. In eine Schüssel geben, lauwarm mit dem Essig beträufeln, mit Salz und Pfeffer bestreuen und ca. 10 Minuten ziehen
lassen.

Währenddessen die kleingehackten Kräuter mit dem Joghurt vermischen. Das Dressing über die Gurken geben und die Kartoffelscheiben untermischen. Ca. 20 Minuten ziehen lassen und in der Zwischenzeit die Wiener Würstchen erwärmen.

Ananas-Schmarren
(484 kcal/2033 kJ)
60 g Weizenvollkornmehl (ca. 200 kcal)
1 Ei (ca. 100 kcal)
100 ml Trinkmilch 1,5 % Fett (ca. 49 kcal)
1 Prise Salz
etwas Süßstoff
1 TL Sonnenblumenöl (ca. 45 kcal)
300 g frische Ananas (ca. 90 kcal)

Mehl mit Ei und Milch zu einem glattem Teig verrühren, quellen lassen. Ananas in kleine Stücke schneiden. Öl in einer beschichteten Pfanne erhitzen. Den Teig hineingeben und fest werden lassen. Mit einem Kochlöffel verrühren. Die Ananasstücke dazugeben und leicht erhitzen. Auf einem vorgewärmten Teller anrichten.

Spargel-Krabben-Ragout
(497 kcal/2087 kJ)
300 g weißer Spargel (ca. 57 kcal)
Salz, Pfeffer
1 Prise Zucker (ca. 10 kcal)
1 TL Butter (ca. 50 kcal)
300 g Broccoli (ca. 78 kcal)
100 g Krabben (ca. 103 kcal)
2 EL Sahne 30% Fett (ca. 94 kcal)
1 Eigelb (ca. 70 kcal)
2 EL Zitronensaft
1 Scheibe Knäckebrot (ca. 35 kcal)

Spargel in Salzwasser mit Zucker und Butter bißfest garen. Broccoli in Röschen teilen, die Stiele in Scheiben schneiden und kurz (ca. drei Minuten) in kochendem Wasser blanchieren. Spargel warm stellen. Ein Achtel Liter Spargelkochwasser auf die Hälfte einkochen lassen. Den Spargel in Stücke schneiden und mit Broccoli und Krabben in die Sauce geben. Sahne und Eigelb verquirlen und die Sauce damit legieren. Mit dem Zitronensaft, Salz und Pfeffer abschmecken.

Hackfleischpfanne Acapulco
(498 kcal/2092 kJ)
1 Zwiebel (ca. 16 kcal)

1 Knoblauchzehe (ca. 6 kcal)

1 TL Olivenöl (ca. 45 kcal)

125 g Rinderhackfleisch (ca. 270 kcal)

1 Tomate (ca. 23 kcal)

1 Apfel (ca. 75 kcal)

4 gefüllte Oliven (ca. 23 kcal)

1/2 rote Paprika in Streifen geschnitten (ca. 22 kcal)

Salz

1 Msp Cayennepfeffer (ca. 3 kcal)

1 Msp Muskat (ca. 5 kcal)

1 EL Tabasco (ca. 10 kcal)

Feingehackte Zwiebel und Knoblauch in heißem Öl andünsten. Das Hackfleisch zugeben und ca. 10 Minuten anbraten. Tomaten häuten und würfeln und dazugeben. Den geviertelten und in Scheiben geschnittenen Apfel, die halbierten Oliven und die Paprika unterheben. Mit Salz, Pfeffer, Muskat und Tabasco abschmecken.

Chinesisches Gemüse mit Vollwertreis
(487 kcal/2045 kJ)
50 g Vollwertreis (ca. 178 kcal)
1 TL Sonnenblumenöl (ca. 45 kcal)
2 Zwiebeln (ca. 32 kcal)
300 g Karotten (ca. 84 kcal)
200 Weißkraut (ca. 48 kcal)
100 g Bambussprossen (ca. 33 kcal)
125 ml Gemüsebrühe (ca. 5 kcal)
4 EL Sojasauce (ca. 44 kcal)
5 g Kümmel (ca. 18 kcal)

Den Reis in Salzwasser ca. 20 Minuten sprudelnd kochen.
Das Öl in einer beschichteten Pfanne erhitzen. Zwiebelringe glasig
dünsten, Karotten, Bambussprossen und Weißkraut dazugeben und
kurz mitdünsten. Mit der Gemüsebrühe und der Sojasauce ablöschen. Den Kümmel darüberstreuen. Ca. 20 Minuten unter gelegent-
lichem Rühren köcheln lassen. Das Gemüse über den Reis geben.

Rezepte für das Abendessen

Bunter Frühlingssalat
(292 kcal/1226 kJ)
75 g Eisbergsalat (ca. 10 kcal)
1/2 Salatgurke (ca. 20 kcal)
300 g Karotten (ca. 84 kcal)
1 Zwiebel (ca. 16 kcal)
1 Ei (ca. 100 kcal)

1 TL Sonnenblumenöl (ca. 45 kcal)
2 EL Apfelessig (ca. 8 kcal)
2 EL Wasser
1 TL mittelscharfer Senf (ca. 4 kcal)
etwas Kräutersalz
Pfeffer
1 EL gehackte Petersilie (ca. 5 kcal)

Den Salat in mundgerechte Stücke zerteilen. Die Salatgurke und die Karotten gründlich waschen und mit der Schale hobeln. Das Ei hart kochen und achteln. Aus Öl, Essig, der kleingewürfelten Zwiebel, Senf, Salz, Pfeffer und der Petersilie eine Marinade herstellen und den Salat damit marinieren. Mit dem Ei garnieren.

Sandwich
(296 kcal/1243 kJ)
1 Scheibe Vollkornbrot (ca. 87 kcal)
1 TL Halbfettbutter (ca. 25 kcal)
1/2 TL Senf (ca. 2 kcal)
2 Salatblätter
1 Scheibe magerer Schinken etwa 30 g (ca. 85 kcal)
1 Scheibe Rottaler-Käse 18 % Fett absolut (ca. 92 kcal)
1 EL Alfalfa-Sprossen (ca. 5 kcal)

Das Brot mit der Butter und dem Senf bestreichen. Die gewaschenen Salatblätter sowie Schinken und Käse darauflegen. Mit den Alfalfa-Sprossen garnieren.

Mariniertes Putensteak mit Tomatensalat
(321 kcal/1348 kJ)
150 g Putenschnitzel (ca. 179 kcal)
2 EL Zitronensaft
Salz, Pfeffer
3 Tomaten (ca. 69 kcal)
1 Zwiebel (ca. 16 kcal)
1 TL Sonnenblumenöl (ca. 45 kcal)
2 EL Apfelessig (ca. 8 kcal)
2 EL Wasser
10 g frisches Basilikum (ca. 4 kcal)

Den Zitronensaft mit dem Salz und dem Pfeffer verrühren. Das Puten-
schnitzel einlegen und ca. 30 Minuten darin ziehen lassen.
In der Zwischenzeit die Tomaten waschen und die grünen Stellen des
Stielansatzes entfernen. Leicht salzen und Saft ziehen lassen. Die
Zwiebel in feine Ringe schneiden und über die Tomaten verteilen.
Aus den restlichen Zutaten die Marinade herstellen. Den Salat mari-
nieren und ziehen lassen. Währenddessen das Schnitzel ohne Fett in
einer beschichteten Pfanne braten.

Putenwiener mit Toast und Senf
(303 kcal bzw.1272 kJ)
2 Putenwiener je 50 g (ca. 175 kcal)
2 Scheiben Knäckebrot (ca. 70 kcal)
2 TL Halbfettbutter (ca. 50 kcal)
2 TL mittelscharfer Senf (ca. 8 kcal)

Einfach das Knäckebrot mit der Butter bestreichen und zu den Würstchen essen.

Pellkartoffeln mit Kräuterjoghurt
(315 kcal/1323 kJ)
150 g Pellkartoffeln (ca. 125 kcal)
300 g Naturjoghurt 1,5 Fett (ca. 126 kcal)
3 EL Trinkmilch 1,5 % Fett (ca. 27 kcal)
1 Zwiebel (ca. 16 kcal)
1 Knoblauchzehe (ca. 6 kcal)
1 EL Schnittlauch (ca. 5 kcal)
1 EL Petersilie (ca. 5 kcal)
Selleriesalz
1 EL Buchweizenkeimlinge (ca. 5 kcal)

Die Kartoffeln dämpfen. Den Joghurt mit der Milch glattrühren. Die kleingewürfelte Zwiebel, den gepreßten Knoblauch und die Kräuter unterrühren. Mit wenig Selleriesalz abschmecken. Den Kräuterquark zu den mit Buchweizenkeimlingen bestreuten Kartoffeln essen.

Geräuchertes Fischfilet mit Kräuterknäcke
(313 kcal/1315 kJ)
100 g geräuchertes Forellenfilet (ca. 188 kcal)
2 Scheiben Vollkornknäckebrot (ca. 70 kcal)
2 TL Halbfettbutter (ca. 50 kcal)
1 TL Petersilie (ca. 2,5 kcal)
1 TL Schnittlauch (ca. 2,5 kcal)
Kräutersalz

Das geräucherte Forellenfilet möglichst am selben Tag frisch besorgen. Aus der Butter, dem Salz und den Kräutern eine Kräuterbutter herstellen und die Vollkornknäckebrot-Scheiben damit bestreichen.

Ananascreme mit Sonnenblumenkernen
(304 kcal/1278 kJ)
300 g Naturjoghurt 1,5 % Fett (ca. 126 kcal)
200 g frische Ananas (ca. 60 kcal)
1 EL Sonnenblumenkerne (ca. 118 kcal)

Die Ananas in kleine Stücke schneiden und unter den Joghurt rühren. Evtl. mit etwas Süßstoff abschmecken. Die Sonnenblumenkerne darüberstreuen.

3. Im Sommer abnehmen mit Apfelessig

Rezepte für das Frühstück

Frühstück 1
(271 kcal/1180 kJ)
150 g Naturjoghurt (ca. 63 kcal)
1 Apfel (ca. 75 kcal)
1 Mango (ca. 123 kcal)
1 EL Weizenkleie (ca. 20 kcal)

Den Apfel und die Mango in mundgerechte Stücke schneiden. Diese dann mit der Kleie unter den Joghurt rühren.

Frühstück 2
(269 kcal/1130 kJ)
1 Scheibe Vollkornbrot (ca. 87 kcal)
1 TL Halbfettbutter (ca. 25 kcal)
1 kleine Banane (ca. 89 kcal)
250 ml frisch gepreßter Holundersaft (ca. 68 kcal)

Das Brot mit der Halbfettbutter bestreichen und mit der in Scheiben geschnittenen Banane belegen.

Frühstück 3
(290 kcal/1218 kJ)
3 Scheiben Vollkornknäckebrot (ca. 105 kcal)
3 TL Halbfettbutter (ca. 75 kcal)
6 Scheiben Putenbrust in Aspik (ca. 110 kcal)

Das Vollkornknäckebrot mit der Halbfettbutter bestreichen und dieses mit jeweils zwei Scheiben der Putenbrust in Aspik belegen.

Frühstück 4
(312 kcal/1310 kJ)
1 Vollkornsemmel (ca. 114 kcal)
2 TL Halbfettbutter (ca. 50 kcal)
4 TL Diätmarmelade (ca. 60 kcal)
200 ml Grapefruitsaft (ca. 88 kcal)

Die Semmel mit der Halbfettbutter und mit der Diätmarmelade bestreichen. Dazu trinken Sie den frisch gepreßten Grapefruitsaft.

Frühstück 5
(275 kcal/1155 kJ)
1 Scheibe Vollkornbrot (ca. 87 kcal)
1 TL Halbfettbutter (ca. 25 kcal)
60 g Camembert light 14% Fett absolut (ca. 131 kcal)
8 rote Weintrauben (ca. 32 kcal)

Das Vollkornbrot mit der Halbfettbutter bestreichen und mit den Camembert-Scheiben belegen. Garnieren Sie das Brot mit den halbierten Weintrauben.

Frühstück 6
(308 kcal bzw.1294 kJ)
2 Scheiben Vollkorntoast (ca. 116 kcal)
2 TL Halbfettbutter (ca. 50 kcal), 30 g Diät-Teewurst (ca. 87 kcal)
1 Pfirsich (ca. 55 kcal)

Das Toastbrot mit der Halbfettbutter und der Teewurst bestreichen. Danach essen Sie den Pfirsich.

Frühstück 7
(297 kcal/1247 kJ)
2 EL Weizenvollkornflocken (ca. 70 kcal)
1 EL Weizenkleie (ca. 20 kcal)
1 Apfel (ca. 75 kcal), 100 g Himbeeren (ca. 34 kcal)
200 ml Milch 1,5% Fett (ca. 98 kcal)

Bereiten Sie sich aus den Zutaten ein Müsli!

Rezepte für das Mittagessen

Venezianischer Fischauflauf
(486 kcal/2041 kJ)
1 Tomate (ca. 23 kcal)
1 Zucchini (ca. 38 kcal)
1 Zwiebel (ca. 16 kcal)
1 Fenchelknolle (ca. 20 kcal)
100 g Broccoli (ca. 26 kcal)
250 ml Gemüsebrühe (ca. 10 kcal)
125 g Kabeljau (ca. 108 kcal)
1 TL Olivenöl (ca. 45 kcal)
80 g Mozzarella-Käse (ca. 182 kcal)
1 Knoblauchzehe (ca. 6 kcal)
2 EL gehackte Petersilie (ca. 10 kcal)
5 g frisches gehacktes Basilikum (ca. 2 kcal)
Zitronensaft
Salz, Pfeffer

Die Tomaten in kochendes Wasser legen und häuten. Das Frucht-fleisch in größere Würfel schneiden. Gemüse waschen, putzen, die Zucchini in Scheiben schneiden und den Broccoli in feine Röschen teilen. Den Fenchel halbieren, den Strunk herausnehmen und die Knolle grob würfeln. Alles etwa sechs Minuten in der Gemüsebrühe blanchieren.

Anschließend den gesäuberten und gesalzenen Fisch mit Zitronensaft beträufeln. Den Fisch in Würfel von ca. zwei mal zwei Zentimeter schneiden und in der Brühe etwa fünf Minuten ziehen lassen.

In der Zwischenzeit die Auflaufform vorbereiten. Tränken Sie dazu ein Küchentuch mit einem Eßlöffel Olivenöl und reiben Sie die Form gründlich aus. Das Gemüse und den Fisch abwechselnd in die Auflaufform schichten. Vorsichtig salzen und pfeffern. Die Hälfte der frischen Kräuter und den kleingehackten Knoblauch darüberstreuen und den in Scheiben geschnittenen Käse darauflegen. Der Auflauf wird bei 200 Grad Celsius ca. 15 bis 20 Minuten gebacken, bis der Mozzarella-Käse zerlaufen ist. Bevor Sie den Auflauf servieren, geben Sie den Rest der Kräuter darüber.

Vegetarische Reispfanne
(500 kcal/2100 kJ)
1 TL Sonnenblumenöl (ca. 45 kcal)
1 Zwiebel (ca. 16 kcal)
200 g Vollwertreis (ca. 216 kcal)
1 gelbe Paprika (ca. 44 kcal)
100 g Karotten (ca. 28 kcal)
300 g Staudensellerie (ca. 51 kcal)
50 g frische Erbsen (ca. 44 kcal)
2 Tomaten (ca. 46 kcal)
2 EL Petersilie (ca. 10 kcal)

Den Vollwertreis kochen und abgießen. Das Öl in einer beschichteten Pfanne erhitzen und die klein gewürfelte Zwiebel darin glasig dünsten. Den Reis dazugeben und leicht mitdünsten. Die Paprika in feine Streifen, die Karotten in feine Scheiben und den Staudensellerie in feine Ringe schneiden. Die Tomaten enthäuten und würfeln. Das Gemüse bißfest mitgaren. Zum Schluß mit Petersilie bestreuen.

Tip: Der Reis kann bereits am Vortag gekocht werden. Er schmeckt besonders gut, wenn er statt in Salzwasser in Gemüsebrühe zubereitet wird.

Putensteak mit Vollkornnudeln und Gurkensalat
(492 kcal/2066 kJ)
150 g Putenbrust (ca. 179 kcal)
150 g Vollkornnudeln ohne Ei (ca. 203 kcal)
1 halbe Salatgurke (ca. 20 kcal)
1 Zwiebel (ca. 16 kcal)
150 g Naturjoghurt 1,5% Fett (ca. 63 kcal)
1 TL-1 EL mittelscharfer Senf (ca. 4-8 kcal)
Salz, Pfeffer
5 g Dillspitzen (ca. 3 kcal)

Das Putensteak waschen und trockentupfen, leicht salzen und pfeffern und in einer beschichteten Pfanne ohne Fett braten.
In der Zwischenzeit Vollkornnudeln in Salzwasser bißfest garen (ohne Fettzugabe im Wasser). Aus Joghurt, Senf, der kleingewürfelten Zwiebel und dem Pfeffer die Marinade für den Gurkensalat bereiten. Die in feine Scheiben gehobelte Gurke leicht salzen und etwas stehenlassen, damit sie Saft ziehen kann. Ca. fünf Minuten vor dem Essen die Marinade über die Gurke geben und gut mit dem Gurkenwasser verrühren.
Damit das Fleisch und die Nudeln nicht zu trocken werden, können Sie die Marinade des Salates auch zu Fleisch und Nudeln essen.

Rinderlende mit Dünstgemüse und Paprikasalat
(498 kcal/2091 kJ)
150 g magere Rinderlende (ca. 231 kcal)
75 g Erbsen (ca. 65 kcal)
150 g Karotten (ca. 42 kcal)
250 ml Gemüsebrühe (ca. 10 kcal)
1 EL frischer Schnittlauch (ca. 5 kcal)
1 rote Paprika (ca. 44 kcal)
1 gelbe Paprika (ca. 44 kcal)
2 EL Apfelessig (ca. 8 kcal)
2 EL Wasser
1 TL Sonnenblumenöl (ca. 45 kcal)
Salz, Pfeffer
1 TL Senf nach Belieben (ca. 4 kcal)

Die Rinderlende salzen, pfeffern und ohne Fett in einer beschichteten Pfanne braten.

Die Erbsen und die kleingeschnittenen Karotten in der Gemüsebrühe bißfest garen. Vor dem Servieren mit dem Schnittlauch bestreuen.

Die Paprikas waschen, halbieren und in feine Streifen schneiden. Aus Essig, Wasser, Salz, Pfeffer, evtl. dem Senf und Öl die Salatmarinade herstellen und die Paprikastreifen marinieren.

Spaghetti Neapolitaner Art
(498 kcal/2092 kJ)

100 g Vollkornspaghetti, roh (ca. 335 kcal)

1 TL Olivenöl (ca. 45 kcal)

1 Zwiebel (ca. 16 kcal)

2 Knoblauchzehen (ca. 12 kcal)

15 g frisches Basilikum (ca. 6 kcal)

3 EL frischer Oregano (ca. 15 kcal)

3 Tomaten (ca. 69 kcal)

Die Spaghetti in Salzwasser bißfest kochen.

In einem Topf das Olivenöl erhitzen. Die Zwiebelwürfel und den gepreßten Knoblauch darin glasig dünsten. Die Tomaten enthäuten, würfeln und dazugeben. Mit wenig Salz und Pfeffer abschmecken. Etwa fünf Minuten vor Ende des Kochens die Kräuter dazugeben.

Die Nudeln nach dem Kochen kurz kalt abbrausen und mit der Sauce servieren.

Pfannengyros mit Tomatensalat und Vollkorntoast
(498 kcal/2092 kJ)

150 g mageres Schweinefleisch (Muskelfleisch) (ca. 234 kcal)

Gyrosgewürz

4 Tomaten (ca. 92 kcal)

1 Zwiebel (ca. 16 kcal)

Salz, Pfeffer

2 EL Apfelessig (ca. 8 kcal)

1 EL Sonnenblumenöl (ca. 90 kcal), evtl. etwas Wasser

1 Scheibe Vollkorntoast (ca. 58 kcal)

Das Schweinefleisch in Streifen schneiden und mit der Gyroswürzmischung würzen. In einer beschichteten Pfanne ohne Fett braten.

Die Tomaten waschen, die grüne Stellen der Stielansätze entfernen, achteln und leicht salzen, damit sie etwas Saft ziehen können. Die in Ringe geschnittene Zwiebel über die Tomaten geben und aus Essig, Öl, Wasser, Salz und Pfeffer die Marinade herstellen. Die Tomaten ca. fünf Minuten vor dem Essen marinieren.

Dazu essen Sie eine Scheibe getoasteten Vollkorntoast.

Schmorgurken mit Vollwertreis
(505 kcal/2121 kJ)
90 g Vollwertreis, roh (ca. 320 kcal)
1 Salatgurke (ca. 40 kcal)
1 TL Sonnenblumenöl (ca. 45 kcal)
125 ml Gemüsebrühe (ca. 5 kcal)
wenig Kräutersalz
4 EL Tomatenmark (ca. 48 kcal)
Pfeffer
1 EL Sahne (ca. 47 kcal)

Reis in Salzwasser ca. 20 Minuten sprudelnd kochen.

Die Gurke in ca. zwei mal zwei Zentimeter große Würfel schneiden und in einem Topf in dem erhitzten Öl andünsten. Mit der Brühe ablöschen und mit dem Kräutersalz abschmecken. Das Tomatenmark dazugeben und das Ganze ca. fünf Minuten köcheln lassen. Mit ein wenig Salz und Pfeffer würzen und anschließend mit der Sahne verfeinern.

Mit dem Reis servieren.

Rezepte für das Abendessen

Spinatsuppe
(281 kcal/1180 kJ)
200 g frischer Spinat (ca. 30 kcal)
1 Zwiebel (ca. 16 kcal)
1 EL Sonnenblumenöl (ca. 90 kcal)
150 g Kartoffeln (ca. 125 kcal)
250 ml Gemüsebrühe (ca. 10 kcal)
1 Msp Muskat (ca. 5 kcal)
Pfeffer
1 EL Kresse (ca. 5 kcal)

Das Sonnenblumenöl in einem Topf erhitzen und den gewaschenen und gut abgetropften Spinat sowie die klein gewürfelte Zwiebel darin andünsten.
Mit der Gemüsebrühe aufgießen.
Die Kartoffeln in kleine Stücke schneiden und das Ganze ca. 20 Minuten kochen lassen. Anschließend die Suppe pürieren. Mit Pfeffer und Muskat abschmecken, mit frischer Kresse bestreuen.

Kartoffel-Fenchel-Salat
(291 kcal/1222 kJ)
1 Fenchelknolle (ca. 20 kcal)
1 gelbe Paprika (ca. 44 kcal)
150 g gekochte Kartoffeln (ca. 125 kcal)
1 Tomate (ca. 23 kcal)

Zutaten für die Marinade
150 g Naturjoghurt 1,5% Fett (ca. 63 kcal)
1 EL Milch (ca. 9 kcal)
1 TL Zitronensaft
1/2 TL Senf (ca. 2 kcal)
etwas Salz und Pfeffer
1 EL frische Petersilie (ca. 5 kcal)

Die Fenchelknolle halbieren und den Strunk entfernen. In feine Streifen schneiden. Die Paprika ebenfalls halbieren, die Kerne entfernen und in kleine Würfel schneiden. Die Kartoffeln (können vom Vortag sein) in gleichmäßige Scheiben zerteilen.
Die grüne Stelle des Stielansatzes bei der Tomate entfernen, die Tomate achteln.
Aus den restlichen Zutaten eine Marinade herstellen. Alles in eine Schüssel geben und kräftig verrühren.

Frischkäsebrot mit Ei
(283 kcal/1189 kJ)
1 Scheibe Vollkornbrot (ca. 87 kcal)
30 g Diätfrischkäse (Buttermilcherzeugnis) (ca. 45 kcal)
1 Ei (ca. 100 kcal)
2 Tomaten (ca. 46 kcal)
1 EL frische Kresse (ca. 5 kcal)

Das Brot mit dem Frischkäse bestreichen. Aus dem Ei ein Spiegelei braten und auf das Käsebrot legen. Mit der Kresse bestreuen. Dazu gibt es zwei Tomaten.

Überbackener Toast
(285 kca./1197 kJ)
1 Scheibe Vollkorntoast (ca. 58 kcal)
1 TL Halbfettbutter (ca. 25 kcal)
1 Scheibe magerer Schinken (ca. 85 kcal)
1 Tomate (ca. 23 kcal)
1 Scheibe Rottaler-Käse 18% Fett absolut (ca. 92 kcal)
5 g frisches Basilikum (ca. 2 kcal)

Das Brot toasten und mit Butter bestreichen, mit dem Schinken belegen. Die Tomate in Scheiben schneiden und schuppenförmig auf den
Toast legen. Den Käse daraufgeben und mit dem Basilikum bestreu-
en. Bei 200 Grad Celsius im Ofen überbacken, bis der Käse zerläuft
und leichte braune Stellen bekommt.

Sommersalat mit Vollkornknäckebrot
(315 kcal/1323 kJ)
75 g Kopfsalat (ca. 10 kcal)
5 Radieschen (ca. 10 kcal)
1 Tomate (ca. 23 kcal)
1 Zwiebel (ca. 16 kcal)
1 EL Kresse (ca. 5 kcal)
2 EL Essig
2 EL Wasser
1 EL Sonnenblumenöl (ca. 90 kcal)
1 Knoblauchzehe (ca. 6 kcal)
wenig Kräutersalz
Pfeffer

3 Scheiben Vollkornknäckebrot (ca. 105 kcal)
2 TL Halbfettbutter (ca. 50 kcal)

Den Salat waschen, abtropfen und in mundgerechte Stücke teilen. Die fein gewürfelte Zwiebel, die in Scheiben geschnittenen Radieschen, die geachtelte Tomate und die Kresse in die Marinade aus Essig, Wasser, Öl, gepreßter Knoblauchzehe, Salz und Pfeffer geben und ca. fünf Minuten ziehen lassen. Dazu essen Sie das mit Halbfettbutter bestrichene Vollkornknäckebrot.

Griechischer Salat mit Vollkorntoast
(325 kcal/1365 kJ)
30 g Feta-Käse 45% Fett i. T. (ca. 74 kcal)
1/2 Salatgurke (ca. 20 kcal)
2 Tomaten (ca. 46 kcal)
1 Zwiebel (ca. 16 kcal)
10 gefüllte Oliven (ca. 58 kcal)
2 EL Apfelessig (ca. 8 kcal)
2 EL Wasser
1 TL Sonnenblumenöl (ca. 45 kcal)
wenig Salz und Pfeffer
1 Scheibe Vollkorntoast (ca. 58 kcal)

Den Feta in Würfel, die Salatgurke in Stifte, die Zwiebel in Ringe und die Tomaten in Achtel schneiden. Alles in eine Schüssel geben und mit den Oliven gut durchmischen. Aus Essig, Wasser, Öl, Salz und Pfeffer die Marinade herstellen und den Salat damit marinieren. Dazu die Scheibe Toastbrot essen.

Bunter Reissalat
(278 kcal/1168 kJ)

60 g Vollwertreis vom Vortag (ca. 65 kcal)
Je1/2 rote und grüne Paprika (ca. 44 kcal)
50 g Mais aus der Dose (ca. 55 kcal)
2 Essiggurken in Würfel (ca. 20 kcal)
1 EL Apfelessig (ca. 4 kcal)
1 EL Wasser
1 EL Sonnenblumenöl (ca. 90 kcal)
Kräutersalz
Pfeffer

Paprika und Essiggurken würfeln, Reis mit Gemüse mischen und mit Essig, Öl und Wasser anmachen. Mit Salz und Pfeffer abschmecken.

4. Im Herbst abnehmen mit Apfelessig

Rezepte für das Frühstück

Frühstück 1
(306 kcal/1285 kJ)
1 Birne (ca. 87 kcal)
1 Apfel (ca. 75 kcal)
2 EL Dinkelflocken (ca. 70 kcal)
150 ml Trinkmilch 1,5% (ca. 74 kcal)

Bereiten Sie sich aus den Zutaten ein Müsli.

Frühstück 2
(297 kcal bzw. 1247 kJ)
1 Scheibe Vollkornbrot (ca. 87 kcal)
1 TL Halbfettbutter (ca. 25 kcal)
1 Scheibe magerer Schinken gekocht, etwa 30 g (ca. 85 kcal)
1 Ei (ca. 100 kcal)

Bestreichen Sie das Brot mit der Halbfettbutter und belegen es mit dem Schinken. Mit den hartgekochten Eischeiben garnieren.

Frühstück 3
(264 kcal/1108 kJ)
1 Vollkornsemmel (ca. 114 kcal)
2 TL Halbfettbutter (ca. 50 kcal)
50 g Frischkäse light (Buttermilchzubereitung) (ca. 75 kcal)
1 Tomate (ca. 23 kcal)
5 g Basilikum (ca. 2 kcal)

Die Vollkornsemmel mit der Halbfettbutter und dem Frischkäse bestreichen. Zum Schluß die Semmel mit den Tomatenscheiben und einigen Basilikumblättchen garnieren.

Frühstück 4
(286 kcal/1201 kJ)
2 Scheiben Vollkorntoast (ca. 116 kcal)
2 TL Halbfettbutter (ca. 50 kcal)
50 g Romadur light 10% Fett absolut (ca. 100 kcal)
2 Essiggurken (ca. 20 kcal)

Die Toasts mit der Halbfettbutter bestreichen und mit den Romadur-
scheiben belegen.
Das Vollkornbrot wird mit den in Scheiben geschnittenen Essiggurken garniert.

Frühstück 5
(311 kcal/1306 kJ)
1 Scheibe Vollkornbrot (ca. 87 kcal)
1 TL Halbfettbutter (ca. 25 kcal)
3 Scheiben Corned Beef, etwa 70 g
(ca. 99 kcal)
1 Ei (ca. 100 kcal)

Das Brot mit der Halbfettbutter bestreichen und mit dem Corned Beef
belegen. Das Gericht wird mit dem hartgekochten Ei garniert.

Frühstück 6
(286 kcal bzw.1201 kJ)
1 Scheibe Vollkornbrot (ca. 87 kcal)
1 TL Halbfettbutter (ca. 25 kcal)
1 Apfel (ca. 75 kcal)
3-4 Scheiben Camembert light 14 % Fett absolut, etwa 45 g
(ca. 99 kcal)

Das Brot mit der Butter bestreichen und es mit dem in Scheiben geschnittenen Apfel belegen.
Darüber die Camembert-Scheiben legen.

(290 kcal/1160 kJ)
150 g Naturjoghurt 1,5% Fett (ca. 63 kcal)
1 Apfel (ca. 75 kcal)
1 kleine Banane (ca. 89 kcal)
2 EL Weizenkleie (ca. 40 kcal)
4 EL Orangensaft (ca. 23 kcal)

Den Orangensaft unter den Joghurt rühren. Die in Scheiben geschnittene Banane und den kleingewürfelten Apfel dazugeben und die Weizenkleie untermischen.

Rezepte für das Mittagessen

Großmutters Eintopf
(523 kcal/2197 kJ)
1 TL Sonnenblumenöl (ca. 45 kcal)
125 g mageres Schweinefleisch (ca. 195 kcal)
1 Zwiebel (ca. 16 kcal)
200 g Sellerieknolle (ca. 34 kcal)
150 g Kartoffeln (ca. 125 kcal)
100 g Weißkraut (ca. 24 kcal)
100 g Lauch (ca. 26 kcal)
100 g Karotten (ca. 28 kcal)
500 ml Gemüsebrühe (ca. 20 kcal)
Salz, Pfeffer
2 EL frische Petersilie (ca. 10 kcal)

Gemüse waschen, putzen und kleinschneiden. Das Öl in einem Topf erhitzen und die Zwiebelwürfel andünsten lassen, das Fleisch würzen, dazugeben und mitbraten. Das Gemüse ohne die Kartoffeln darauf schichten. Zuletzt die Kartoffeln obenauf legen und mit der Gemüsebrühe aufgießen. Nicht mischen!

Den Eintopf ca. eine bis anderthalb Stunden auf kleiner Stufe garen lassen. Vor dem Servieren alles gut durchmischen und evtl. mit Salz und Pfeffer abschmecken. Die gehackte Petersilie darüberstreuen.

Sellerieschnitzel mit Joghurt-Curry-Sauce und Eisbergsalat
(495 kcal/2079 kJ)

2 Scheiben Sellerie à 150 g (ca. 51 kcal)
1/2 Ei (ca. 50 kcal)
2 EL Semmelbrösel (ca. 76 kcal)
20 g Sesamsamen (ca. 118 kcal)
Salz und Pfeffer
150 g Naturjoghurt 1,5% Fett (ca. 63 kcal)

Zutaten für die Sauce und den Salat
1 Msp Curry (ca. 3 kcal)
1 Zwiebel (ca. 16 kcal)
1 EL Schnittlauch (ca. 5 kcal)
etwas Kräutersalz
75 g Eisbergsalat (ca. 10 kcal)
2 EL Apfelessig (ca. 8 kcal)
2 EL Wasser, 1 EL Sonnenblumenöl (ca. 90 kcal)
Salz, Pfeffer
1 EL frische Petersilie (ca. 5 kcal)

Die Selleriescheiben etwas salzen und pfeffern. In dem verquirlten Ei wenden und anschließend mit der Semmelbrösel-Sesamsamenmischung panieren. In einer Auflaufform im Backofen bei 200 Grad Celsius ca. 25-30 Minuten backen.

Aus dem Joghurt, dem Curry, der gehackten Zwiebel und dem kleingeschnittenen Schnittlauch eine Sauce herstellen. Mit Kräutersalz abschmecken und zu den fertigen Sellerieschnitzeln reichen.

Aus den restlichen Zutaten die Marinade herstellen und kurz vor dem Essen den Eisbergsalat marinieren.

Kassler auf Kraut mit Salzkartoffeln
(507 kcal/2129 kJ)
1 Scheibe Kassler etwa 180 g (ca. 238 kcal)
250 ml Gemüsebrühe (ca. 10 kcal)
300 g Sauerkraut (ca. 51 kcal)
250 g Kartoffeln (ca. 208 kcal)

Sauerkraut in der Gemüsebrühe köcheln. Das Kassler auf dem Sauerkrautbett erwärmen. Die Kartoffeln in Salzwasser bißfest kochen und auf einem Teller mit Kassler und Kraut anrichten.

Hähnchenbrust-Pfifferling-Ragout
(483 kcal/2029 kJ)
1 TL Sonnenblumenöl (ca. 45 kcal)
200 g Hähnchenbrustfilet (ca. 224 kcal)
1 Zwiebel (ca. 16 kcal)
Salz und Pfeffer
400 g Pfifferlinge (ca. 72 kcal)

1 EL Zitronensaft
2 EL frische Petersilie (ca. 10 kcal)
2 Scheiben Vollkorntoast (ca. 116 kcal)

Hähnchenfleisch waschen, trockentupfen und in Würfel schneiden. In dem Öl anbraten und aus der Pfanne nehmen.
Die Pfifferlinge putzen, waschen und je nach Größe halbieren oder vierteln. Mit der gewürfelten Zwiebel in die Pfanne geben und unter Rühren kräftig anbraten. Das Hähnchenfleisch zugeben. Mit etwas Salz und Pfeffer würzen. Den Zitronensaft und die gehackte Petersilie unterrühren. Sofort mit zwei Scheiben Toastbrot servieren.

Schwiegermutters Gemüsesuppe
(498 kcal/2092 kJ)
300 g Kartoffeln (ca. 250 kcal)
150 g Karotten (ca. 42 kcal)
150 g Lauch (ca. 39 kcal)
150 g Sellerie (ca. 26 kcal)
1 Zwiebel (ca. 16 kcal)
100 g Petersilienwurzel (ca. 20 kcal)
1 EL Sonnenblumenöl (ca. 90 kcal)
1 EL Maggikraut (wenn möglich, schon im Sommer einfrieren)
(ca. 5 kcal)
2 EL Petersilie (ca. 10 kcal)

Das Fett in einem Topf erhitzen und die in Würfel geschnittene Zwiebeln darin glasig werden lassen. Die gewürfelten Kartoffeln, Karotten, Sellerie, Petersilienwurzeln und den in halbe Ringe von ca. einem

Zentimeter Breite geschnittenen Lauch dazugeben und mitdünsten. Mit etwa drei Achtel Liter Brühe aufgießen. Das Maggikraut dazugeben. Das Gemüse bißfest garen und die Suppe mit gehackter Petersilie bestreut servieren.

Apfel-Vollwertgrießbrei
(513 kcal/2155 kJ)
250 ml Trinkmilch 1,5 % Fett (ca. 123 kcal)
70 g Vollwertgrieß (ca. 217 kcal)
1 Apfel (am besten Golden Delicious) (ca. 75 kcal)
etwas Süßstoff

Die Milch mit etwas Süßstoff erhitzen. Wenn die Milch zu kochen beginnt, den Grieß mit einem Schneebesen hineinrühren. Wichtig: Den Brei gleich von der Kochstelle nehmen und ca. fünf Minuten ziehen lassen. Den kleingeschnittenen Apfel unterheben und evtl. mit Süßstoff nachsüßen. Dazu trinkt man 200 ml fettarme Milch (ca. 98 kcal).

Alaska Seelachs auf Gemüsebett mit Petersilienkartoffeln
(490 kcal/2058 kJ)
200 g Alaska Seelachs (ca. 158 kcal)
150 g frische Champignons (ca. 26 kcal)
200 g Lauch (ca. 52 kcal)
1 Zwiebel (ca. 16 kcal)
3 EL Petersilie (ca. 15 kcal)
125 ml Gemüsebrühe (ca. 5 kcal)
Zitronensaft
Salz, Pfeffer

250 g Kartoffeln (ca. 208 kcal)
2 EL Petersilie (ca. 10 kcal)

Das Fischfilet säubern, mit Zitronensaft beträufeln und salzen. Die Champignons in feine Scheiben schneiden (geht besonders gut und schnell mit einem Eierschneider), den Lauch in feine halbe Ringe schneiden, die Zwiebel kleinwürfeln und die Petersilie feinhacken.
Das Gemüse mischen und die Hälfte davon in eine Auflaufform geben. Mit Salz und Pfeffer würzen. Dann das Fischfilet darauf legen. Der Rest des Gemüses wird über das Filet verteilt. Mit der Gemüsebrühe angießen. Bei etwa 200 Grad Celsius ca. 35 Minuten überbacken.
Die Kartoffeln kochen Sie als Salzkartoffeln und servieren diese mit der gehackten Petersilie bestreut.

Rezepte für das Abendessen

Krautspätzle
(286 kcal/1201 kJ)
70 g Vollkornspätzle roh, ohne Ei (ca. 235 kcal)
300 g Sauerkraut (ca. 51 kcal)
2 EL Gemüsebrühe
Kräutersalz
Pfeffer

Die Spätzle in Salzwasser kochen. In einem Topf das Sauerkraut in der Gemüsebrühe erhitzen und die abgetropften Nudeln dazugeben. Gut durchmischen und evtl. mit Salz und Pfeffer abschmecken.

Bunte Gemüsepfanne
(282 kcal/1184 kJ)
1 Paprika rot (ca. 44 kcal)
1 Paprika gelb (ca. 44 kcal)
2 Tomaten (ca. 46 kcal)
1 Zucchini (ca. 38 kcal)
125 ml Gemüsebrühe (ca. 5 kcal)
1 EL Sahne (ca. 47 kcal)
Salz, Pfeffer
1 Scheibe Vollkorntoast (ca. 58 kcal)

Die Paprikas in Streifen schneiden, die Tomaten achteln und die Zucchini in feine Scheiben schneiden.
In einer Pfanne alles mit der Gemüsebrühe ca. 20 Minuten köcheln lassen. Zum Schluß mit der Sahne verfeinern und mit Salz und Pfeffer abschmecken.
Dazu die Toastscheibe essen.

Putenweißwürste mit Toast
(297 kcal/1248 kJ)
1 Paar Putenweißwürste je 50 g (ca. 210 kcal)
1 Scheibe Vollkorntoast (ca. 58 kcal)
1 TL Halbfettbutter (ca. 25 kcal)
1 TL süßen Senf (ca. 4 kcal)

Die Weißwürste in heißem Wasser ziehen lassen und mit dem süßen Senf servieren.
Den Toast mit der Butter bestreichen.

Camembert-Sandwich
(293 kcal/1230 kJ)
1 Vollkornsemmel (ca. 114 kcal)
1 TL Halbfettbutter (ca. 25 kcal)
1/2TL Senf (ca. 2 kcal)
60 g Camembert light (ca. 132 kcal)
2 Essiggurken (ca. 20 kcal)
Salatblatt

Eine Semmelhälfte mit der Butter, die andere mit Senf bestreichen. Salatblatt auf die Butter und darauf den Käse legen. Mit den Essiggurken-Scheiben abschließen. Die zweite Hälfte der Semmel obenauf legen.

Hawaiitoast
(315 kcal/1323 kJ)
2 Scheiben Vollkorntoast (ca. 116 kcal)
2 Scheiben Putenbrust gegart, etwa 35 g (ca. 47 kcal)
2 Scheiben frische Ananas je 100 g (ca. 60 kcal)
1 Scheibe Rottaler-Käse 18% Fett absolut (ca. 92 kcal)

Den Toast mit der Putenbrust, der Ananas und zuletzt mit je einer halben Scheibe Käse belegen.
Im Ofen bei 200 Grad Celsius so lange überbacken, bis der Rottaler-Käse geschmolzen ist.

Endiviensalat mit Vollkornknäcke
(295 kcal/1239 kJ)
75 g Endiviensalat (ca. 10 kcal)
1 Zwiebel (ca. 16 kcal)
1 Apfel (ca. 75 kcal)
2 EL Apfelessig (ca. 8 kcal)
4 EL Wasser
125 ml Trinkmilch 1,5% Fett (ca. 61 kcal)
1 TL Sonnenblumenöl (ca. 45 kcal)
Salz, Pfeffer
1 Prise Zucker (ca. 10 kcal)
2 Scheiben Vollkornknäckebrot (ca. 70 kcal)

Den Endiviensalat in feine Streifen schneiden und mit der gewürfelten Zwiebel und dem geviertelten und in Scheiben geschnittenen Apfel in eine Schüssel geben. Aus Essig, Wasser, Milch, Öl, Salz, Pfeffer und Zucker eine Marinade bereiten und den Salat damit marinieren. Dazu das Vollkornknäckebrot essen.

Avocadobrot
(316 kcal/1327 kJ)
1 Scheibe Vollkornbrot (ca. 87 kcal)
1/2 Avocado (ca. 106 kcal)
Kräutersalz
Pfeffer
1 EL Sonnenblumenkerne (ca. 118 kcal)
1 EL frische Kresse (ca. 5 kcal)

Die Avocado der Länge nach in Scheiben schneiden und das Brot damit belegen. Leicht salzen und pfeffern und mit der Kresse und den Sonnenblumenkernen garnieren.

5. Im Winter abnehmen mit Apfelessig

Rezepte für das Frühstück

Frühstück 1
(297 kcal/1247 kJ)
150 g Naturjoghurt 1,5% Fett (ca. 63 kcal)
2 Mandarinen (ca. 36 kcal)
4 EL Weizenvollkornflocken (ca. 140 kcal)
4 EL Orangensaft (ca. 23 kcal)
250 ml Karottensaft (ca. 35 kcal)

Den Joghurt und den Orangensaft verrühren. Die in Stücke geschnittenen Mandarinen und die Vollkornflocken dazugeben. Eventuell mit etwas Süßstoff süßen. Dazu trinken Sie den Karottensaft.

Frühstück 2
(300 kcal/1260 kJ)
1 Scheibe Vollkornbrot (ca. 87 kcal)
1 TL Halbfettbutter (ca. 25 kcal)
30 g Diät-Kalbsleberwurst (ca. 65 kcal)
1 Tomate (ca. 23 kcal)
1 Ei (ca. 100 kcal)

Das Brot mit der Halbfettbutter und der Leberwurst bestreichen. Danach mit Tomatenscheiben und dem hartgekochten Ei garnieren.

Frühstück 3
(ca. 307 kcal/1289 kJ)
1 Vollkornsemmel (ca. 114 kcal)
2 TL Halbfettbutter (ca. 50 kcal)
1 Scheibe Edamer 17% Fett absolut, ca. 35 g (ca. 99 kcal)
1 rote Paprika (ca. 44 kcal)

Die Semmel mit der Halbfettbutter bestreichen und die Scheibe Edamer teilen. Auf jede Hälfte der Semmel eine halbe Scheibe Käse legen und mit der in Streifen geschnittenen Paprika garnieren.

Frühstück 4
(290 kcal/1218 kJ)
2 Scheiben Vollkorntoast (ca. 116 kcal)
2 TL Halbfettbutter (ca. 50 kcal)
50 g Tartex (Vegetarischer Brotaufstrich aus dem Reformhaus)
(ca. 120 kcal)
4 Scheiben Salatgurke (ca. 4 kcal)

Den Toast mit der Halbfettbutter und dem vegetarischen Brotaufstrich bestreichen. Mit den Gurkenscheiben garnieren.

Frühstück 5
(286 kcal/1201 kJ)
150 ml Trinkmilch 1,5 % Fett (ca. 74 kcal)
3 EL Vollkornhaferflocken (ca. 105 kcal)
1 kleine Banane (ca. 89 kcal)
1 Mandarine (ca. 18 kcal)

Bereiten Sie sich aus den Zutaten ein Müsli.

Frühstück 6
(289 kcal/1214 kJ)
1 Scheibe Mehrkornbrot (ca. 81 kcal)
1 TL Halbfettbutter (ca. 25 kcal)
100 g Putenaufschnitt (ca. 160 kcal)
1 Tomate (ca. 23 kcal)

Das Brot mit der Halbfettbutter bestreichen und mit der Putenwurst belegen.
Dann mit Tomatenscheiben garnieren.

Frühstück 7
(297 kcal/1247 kJ)
1 Vollkornsemmel (ca. 114 kcal)
50 g Frischkäse (Buttermilcherzeugnis) (ca. 75 kcal)
2 Salatblätter
1 Scheibe magerer Schinken etwa 30 g (ca. 85 kcal)
1 Tomate (ca. 23 kcal)

Eine Hälfte der Semmel mit dem Frischkäse bestreichen. Die Salatblätter, den Schinken und die Tomatenscheiben darauflegen. Obenauf kommt die zweite Hälfte des Brötchens.

Rezepte für das Mittagessen

Hähnchenpfanne Peking
(487 kcal/2045 kJ)
50 g Vollwertreis (ca. 178 kcal)
Salz
150 g Hähnchenbrustfilet (ca. 168 kcal)
1 kleine Zwiebel (ca. 16 kcal)
100 g Staudensellerie (ca. 17 kcal)
50 Bambussprossen (ca. 16 kcal)
1 TL Sonnenblumenöl (ca. 45 kcal)
125 ml Gemüsebrühe (ca. 5 kcal)
4 EL Sojasauce (ca. 44 kcal)

Den Reis in Salzwasser sprudelnd zehn bis 15 Minuten kochen.
Das Filet waschen, trockentupfen und in Streifen schneiden.
Die Zwiebel in feine Ringe hobeln. Den Sellerie putzen, waschen und in Scheiben schneiden.
In einer beschichteten Pfanne das Öl erhitzen und die Filetstreifen darin anbraten. Zwiebelringe und Sellerie dazugeben und ca. fünf Minuten dünsten. Zuletzt den gekochten Reis und die Bambussprossen untermischen. Mit der Brühe und der Sojasauce ablöschen und weitere fünf Minuten köcheln lassen.

Frische Ofenkartoffel mit Joghurt-Kräuter-Dressing
(510 kcal/2142 kJ)
1 große mehligkochende Kartoffel, etwa 500 g (ca. 415 kcal)
150 g Naturjoghurt 1,5% Fett (ca. 63 kcal)
1 Zwiebel (ca. 16 kcal)
1 Knoblauchzehe (ca. 6 kcal)
1 EL gehackte Petersilie (ca. 5 kcal)
1 EL frischer Schnittlauch (ca. 5 kcal)
Kräutersalz

Die Kartoffel gut abwaschen und im vorgeheizten Backofen (220 Grad Celsius) ca. 60 Minuten backen. Aus dem Joghurt, der kleinge-schnittenen Zwiebel, der gepreßten Knoblauchzehe und einem Teil der Kräuter das Dressing zubereiten. Mit Kräutersalz abschmecken. Über die fertiggegarte, ungeschälte Kartoffel das Dressing geben und die restlichen Kräuter darüberstreuen.

Bayrische Kartoffelpfanne
(465 kcal/1953 kJ)
300 g am Vortag gekochte Kartoffeln (ca. 250 kcal)
1 TL Sonnenblumenöl (ca. 45 kcal)
1 Zwiebel (ca. 16 kcal)
100 g Sauerkraut (ca. 51 kcal)
1 Scheibe magerer Kochschinken (ca. 85 kcal)
5 g Kümmel (ca. 18 kcal), etwas Selleriesalz

Die gekochten Kartoffeln schälen und in Scheiben schneiden. Die Zwiebel kleinwürfeln und im heißen Öl andünsten. Den in kleine

Stücke geschnittenen Schinken dazugeben und anbraten. Die Kartoffelscheiben mitrösten und zuletzt das Sauerkraut unterheben. Alle Zutaten in der Pfanne unter ständigem Rühren bräunen. Mit dem Kümmel und dem Kräutersalz abschmecken.

Fischpfanne Hawaii
(493 kcal/2071 kJ)
200 g Lauch (ca. 52 kcal)
Kräutersalz
300 g frische Ananas (ca. 90 kcal)
300 g Schollenfilet (ca. 213 kcal)
Pfeffer
1 TL Sonnenblumenöl (ca. 45 kcal)
4 EL Sojasauce (ca. 44 kcal)
2 Tomaten (ca. 46 kcal)
1 Msp Curry (ca. 3 kcal)

Lauch putzen, waschen und in etwa einen Zentimeter dicke Ringe schneiden. In kochendem Salzwasser etwa zwei Minuten blanchieren. Ananas würfeln. Das Schollenfilet abbrausen, trocken tupfen, in ca. zweimal zwei Zentimeter große Stücke schneiden und mit wenig Salz und Pfeffer würzen. Das Öl in einer beschichteten Pfanne erhitzen, die Fischwürfel rundherum anbraten und herausnehmen. Anschließend die Ananasstücke kurz andünsten und mit der Sojasauce ablöschen. Die Lauchringe und die enthäuteten, gewürfelten Tomaten zugeben. Zwei bis drei Minuten köcheln lassen. Mit Kräutersalz und Curry abschmecken. Fisch wieder dazugeben und bei leichter Hitze noch fünf Minuten ziehen lassen.

Ratatouille
486 kcal/2041 kJ)
1 Zwiebel (ca. 16 kcal)
1 Knoblauchzehe (ca. 6 kcal)
2 EL Olivenöl (ca. 180 kcal)
3 Tomaten (ca. 69 kcal)
1 gelbe Paprika (ca. 44 kcal)
1 grüne Paprika (ca. 44 kcal)
1 rote Paprika (ca. 44 kcal)
200 g Auberginen (ca. 34 kcal)
1 Zucchini (ca. 38 kcal)
125 ml Gemüsebrühe (ca. 5 kcal)
1 Msp Rosmarin getrocknet (ca. 3 kcal)
1 Msp Thymian getrocknet (ca. 3 kcal)

Zwiebeln in Ringe schneiden, Tomaten häuten und würfeln, Paprika in Streifen schneiden, die Auberginen grob würfeln und die Zucchini ebenfalls in Scheiben schneiden. Das Öl in einer beschichteten Pfanne erhitzen. Die Zwiebel mit dem gepreßten Knoblauch glasig dünsten. Die Paprika, die Zucchini und die Auberginen dazugeben und mitdünsten. Zuletzt die Tomaten unterheben. Mit etwas Brühe ablöschen und ca. 15 Minuten bei leichter Hitze ziehen lassen. Mit wenig Salz, Pfeffer, dem Rosmarin und Thymian abschmecken.

Kalbsschnitzel mit Lauchgemüse und Vollkornbandnudeln
(482 kcal/2024 kJ)
150 g Kalbsschnitzel mager (ca. 203 kcal)
150 g Lauch (ca. 39 kcal)

125 ml Gemüsebrühe (ca. 5 kcal)
70 g Vollkornbandnudeln ohne Ei (ca. 235 kcal)
Kräutersalz und Pfeffer

Die Nudeln in Salzwasser kochen. Das Schnitzel beidseitig mit Kräutersalz und Pfeffer würzen, in einer beschichteten Pfanne ohne Öl braten.
Die Gemüsebrühe erhitzen und den in Ringe geschnittenen Lauch darin ca. zehn Minuten dünsten. Die Nudeln bißfest kochen und abschrecken. Alles auf einem Teller angerichtet servieren.

Lammfleisch mit Bohnen
(486 kcal/2041 kJ)
1 TL Olivenöl (ca. 45 kcal)
150 g Lammfleisch mager (ca. 234 kcal)
1 Zwiebel (ca. 16 kcal)
250 ml Gemüsebrühe (ca. 10 kcal)
1 EL Oregano getrocknet (ca. 10 kcal), Pfeffer
200 g grüne Bohnen (ca. 46 kcal)
150 g Kartoffeln (ca. 125 kcal)

Fleisch in Würfel schneiden und die Zwiebel grob hacken. Das Fleisch und die Zwiebel im heißen Öl anbraten und mit der Brühe ablöschen. Kurz aufkochen lassen und mit Pfeffer und Oregano würzen. Bei geringer Hitze ca. eine Stunde kochen lassen. Evtl. etwas Brühe nachgießen. Die Bohnen waschen, entfädeln und in Stücke brechen. Die Kartoffeln waschen, schälen und in große Würfel schneiden, beides zum Fleisch geben und den Eintopf in 20-30 Minuten fertig garen.

Rezepte für das Abendessen

Chinakohl mit Thunfisch
(327 kcal/1373 kJ)
400 g Chinakohl (ca. 44 kcal)
80 g Thunfisch im eigenen Saft (ohne Öl) (ca. 181 kcal)
1 EL Apfelessig (ca. 4 kcal)
etwas Salz
Pfeffer
150 g Naturjoghurt 1,5% Fett (ca. 63 kcal)
4 EL Wasser
1 Scheibe Vollkornknäckebrot (ca. 35 kcal)

Den Chinakohl in feine Streifen schneiden, den Thunfisch abtropfen lassen und unter den Chinakohl mischen. Aus Essig, Salz, Wasser, Pfeffer und Joghurt die Marinade zubereiten. Den Salat damit marinieren und das Vollkornknäckebrot dazu essen.

Grünes Schinkenbrot
(297 kcal/1247 kJ)
1 Scheibe Vollkornbrot (ca. 87 kcal)
1 TL Halbfettbutter (ca. 25 kcal)
1 Scheibe Schinken, etwa 30 g (ca. 85 kcal)
1 Salatblatt
1 Ei (ca. 100 kcal)

Das Brot mit der Butter bestreichen, das Salatblatt und die Schinkenscheiben darauf legen. Mit den hartgekochten Eierscheiben garnieren.

Rührei mit Toast
(281 kcal/1180 kJ)
2 Eier (ca. 200 kcal)
2 EL Milch (ca. 18 kcal)
Salz
Pfeffer
1 Msp Muskat (ca. 5 kcal)
1 Scheibe Toastbrot (ca. 58 kcal)

Die Eier mit der Milch, Salz, Pfeffer und Muskat verquirlen und in der Pfanne ein Rührei braten.
Dazu das Toastbrot essen.

Obstsalat
(307 kcal/1289 kJ)
1 Kiwi (ca. 40 kcal)
1 Orange (ca. 55 kcal)
1 kleine Banane (ca. 89 kcal)
1 Apfel (ca. 75 kcal)
1 EL gehackte Haselnüsse
(ca. 48 kcal)
2 EL Zitronensaft
etwas Süßstoff

Die Kiwi in kleine Stücke und die Banane in Scheiben schneiden, die Orange in Spalten teilen und kleinschneiden.
Mit den gehackten Haselnüssen, dem Zitronensaft und dem Süßstoff vermengen.

Truthahnbratwürstchen mit Toast
(285 kcal/1197 kJ)
1 Paar Truthahnbratwürstchen zu je 50 g (ca. 200 kcal)
1 Scheibe Vollkorntoast (ca. 58 kcal)
1 TL Halbfettbutter (ca. 25 kcal)
1/2 TL Senf (ca. 2 kcal)

Die Bratwürstchen ohne Fett in einer beschichteten Pfanne braten und mit Senf servieren. Das Brot toasten und mit Butter bestreichen.

Käsebrot garniert
(307 kcal/1289 kJ)
1 Scheibe Vollkornbrot (ca. 87 kcal)
1 TL Halbfettbutter (ca. 25 kcal)
1 Scheibe Rottaler 18% Fett absolut (ca. 92 kcal)
1 Tomate (ca. 23 kcal)
1 EL Alfalfa-Sprossen (ca. 5 kcal)
1 Apfel (ca. 75 kcal)

Das Vollkornbrot mit der Halbfettbutter bestreichen und mit dem Käse belegen. Mit den Tomatenscheiben und den Alfalfa-Sprossen garnieren.
Anschließend den Apfel essen.

Rollmops mit Salzkartoffeln
(313 kcal/1315 kJ)
200 g Rollmops aus dem Glas (ca. 146 kcal)
200 g Kartoffeln (ca. 167 kcal)

Die Kartoffeln in Salzwasser kochen und zum Rollmops servieren. Wenn die Kartoffeln zu trocken sind, etwas Fischsud darübergeben.

6. Gesunde Zwischenmahlzeiten und Apfelessigdrinks, die schmecken
(je ca. 100 kcal/420 kJ)

Zu den drei Hauptmahlzeiten sollten Sie noch täglich zwei Zwischenmahlzeiten zu sich nehmen. Hier eine Auswahl an Snacks.

Zwischenmahlzeiten

Zwischenmahlzeit 1
150 g Naturjoghurt
1,5% Fett
2 Msp Zimt
4 weiße Weintrauben

Den Joghurt mit dem Zimt verrühren und die halbierten Weintrauben daruntermischen. Evtl. mit etwas Süßstoff abschmecken.

Zwischenmahlzeit 2
150 g Naturjoghurt 1,5% Fett
1 TL Kaffee-Instantpulver
Süßstoff

Den Joghurt mit dem Kaffeepulver mischen, mit Süßstoff verfeinern.

Zwischenmahlzeit 3
1 Zwieback
1 EL Hüttenkäse 10% Fett
1 EL Schnittlauch,
etwas Kräutersalz

Den Zwieback mit dem Hüttenkäse bestreichen und mit Schnittlauch und Kräutersalz bestreuen.

Zwischenmahlzeit 4
1/2 Apfel
150 Naturjoghurt 1,5% Fett

Den Apfel halbieren und in kleine Stücke schneiden, mit dem Joghurt vermischen.

Zwischenmahlzeit 5
1 Scheibe Vollkornknäckebrot
1/2TL Halbfettbutter
1 kleine Tomate
etwas Kräutersalz

Das Vollkornknäckebrot mit der Halbfettbutter bestreichen und mit Tomatenscheiben belegen. Leicht salzen.

Zwischenmahlzeit 6
1 Scheibe Vollkornknäckebrot
1 EL Tomatenmark

1 EL Oregano und Basilikum
etwas Kräutersalz

Das Tomatenmark mit den Kräutern vermischen und auf das Vollkornknäckebrot streichen. Leicht salzen.

Zwischenmahlzeit 7
1 Scheibe Vollkornknäckebrot
1 TL Halbfettbutter
2 EL Kresse
etwas Kräutersalz

Das Vollkornknäckebrot mit der Butter bestreichen und die Petersilie darüberstreuen. Leicht salzen.

Besonders gesund ist es, als Zwischenmahlzeit Obst oder Gemüse zu wählen. Damit Sie einen Anhaltspunkt haben, wieviel Sie davon essen können, finden Sie nachfolgend eine Auflistung von Snacks mit einem Brennwert von je ca. 100 Kilokalorien bzw. 420 Kilojoule.

330 g Ananas	100 g Kiwi
230 g Äpfel	300 g Mandarinen
170 g Bananen	450 g Paprika
300 g Erdbeeren	250 g Pfirsiche
350 g Karotten	580 g Radieschen
300 g Himbeeren	1 kg Salatgurken
380 g Kohlrabi	520 g Tomaten
175 g Kirschen	400 g Wassermelone

Apfelessigdrinks

Fruchtsaft-Mixgetränke
Diese Mixgetränke enthalten ca. 100 Kilokalorien bzw. 420 Kilojoule!

Mix 1
125 ml Apfelsaft
125 ml Kirschsaft
1 EL Apfelessig

Den Apfel- mit dem Kirschsaft mischen und den Apfelessig unterrühren.

Mix 2
125 ml Grapefruitsaft
125 ml roter Traubensaft
1 EL Apfelessig

Den Grapefruit- mit dem Traubensaft mischen und den Apfelessig unterrühren.

Mix 3
125 ml Maracujasaft
125 ml Mangosaft
1 EL Apfelessig

Den Maracuja- mit dem Mangosaft mischen und den Apfelessig unterrühren.

Die Fruchtsaft-Apfelessig-Mixgetränke schmecken im Sommer eisgekühlt besonders gut!

Gemüsesaft-Mixgetränke

Die Gemüsesaft-Apfelessig-Mixgetränke liegen alle unter 50 Kilokalorien bzw. 210 Kilojoule!

Mix 1
250 ml Gemüsesaft aus Tomaten, Sellerie, Karotten, Spinat, Kopfsalat, Rote Bete, Zwiebeln und Petersilie (gibt es von verschiedenen Firmen als Fertigprodukt)
1 EL Apfelessig

Die Gemüsesäfte mischen und den Apfelessig unterrühren. Nach Belieben auf Eis servieren.

Mix 2
250 ml Karottensaft
3 EL Sahne 30% Fett
1 EL Apfelessig

Den Saft mit der Sahne vermischen und den Apfelessig unterrühren.

7. Leckere Kuchen, die keine Sünde sind!

Himbeer-Pfirsich-Kuchen
Ergibt ca. 12 Stücke zu je 140 Kilokalorien bzw. 588 Kilojoule.
Zutaten für den Boden
2 Eier
75 g Zucker
1 Päckchen Vanillezucker
50 g Mehl
25 g Stärke
1 TL Backpulver

Zutaten für den Belag
1 Dose Pfirsiche
Pfirsichsaft (beim Abtropfen des Dosenobstes auffangen)
1 Päckchen Vanillepudding-Pulver
1 Päckchen Vanillezucker
Saft einer Zitrone
300 g tiefgekühlte Himbeeren

Die tiefgefrorenen Himbeeren zum Auftauen in ein Sieb geben, damit sie gut abtropfen können. Eier trennen. Eiweiß mit einem Eßlöffel Eiswasser steifschlagen. Den Zucker und den Vanillezucker in das Eiweiß einrieseln lassen. Eigelb unterrühren und Mehl, Stärke und Backpulver unterheben. Teig in eine gefettete und bemehlte Obstkuchenform (Duchmesser 28 Zentimeter) füllen. Im Backofen (E-Herd: 175 Grad Celsius bzw. Gasherd: Stufe 3) 20-25 Minuten backen. Boden auf ein Kuchengitter stürzen und abkühlen lassen.

Die Pfirsiche gut abtropfen lassen und dabei den Saft auffangen.Dann diese in Stücke schneiden. Fünf Eßlöffel des Pfirsichsaftes mit dem Puddingpulver und dem Vanillezucker glattrühren.

Den restlichen Pfirsichsaft und den Zitronensaft aufkochen lassen und das angerührte Puddingpulver einrühren, nochmals kurz aufkochen lassen und von der Kochstelle nehmen. Etwas abkühlen lassen; anschließend die Pfirsiche unterheben, Belag auf den Kuchenboden streichen. Die gut abgetropften Himbeeren auf den Kuchen verteilen.

Orangen-Creme-Kuchen
Ergibt ca. 20 Stücke zu je 170 Kilokalorien bzw. 714 Kilojoule.
Zutaten für den Boden
150 g Butter
75 g Zucker
1 Prise Salz
3 Eier
250 g Mehl
1 TL Backpulver

Zutaten für den Belag
1/2 l Milch
1 Päckchen Vanillepudding-Pulver
40 g Zucker
1 Glas Mirabellen (720 ml)
4 Orangen
250 g Magerquark
1 EL Kakaopulver

Butter, Zucker und Salz schaumig rühren. Eier einzeln unterrühren, Mehl mit dem Backpulver mischen, sieben und unter die Schaummasse heben. Auf ein mit Backpapier ausgelegtes Backblech geben und im Backofen (E-Herd: 200 Grad Celsius bzw. Gasherd: Stufe 3) ca. 30 Minuten backen.

Von der Milch sechs Eßlöffel abnehmen und das Puddingpulver mit dem Zucker glattrühren. Die restliche Milch zum Kochen bringen. Die vorbereitete Puddingmasse einrühren und nochmals aufkochen lassen. Abkühlen.

Die Mirabellen abtropfen. Die Orangen schälen und die weiße Haut restlos entfernen. Die Orangen in Spalten teilen und kleinschneiden. Pudding und Quark miteinander cremig rühren. Orangen und Mirabellen unterheben und auf dem ausgekühlten Boden verteilen. Mit etwas Kakaopulver bestäuben.

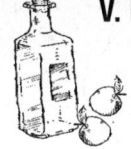

V. Hilfe, der Hunger kommt!

1. Wie man Hungerattacken besiegt

Trotz der besten Tips und Tricks kommt irgendwann im Laufe des Tages der Zeitpunkt, an dem uns alle Ratschläge nicht mehr weiterhelfen. Auch für derartige Situationen gibt es Hilfestellungen. Probieren Sie einfach aus, welcher der Vorschläge bei Ihnen am besten wirkt.

Mineralapfelessigtrunk

Hungerattacken werden, wenn kein Unterzucker als Grund vorliegt, vor allem durch einen Mangel an Eisen, Kupfer, Zink, Mangan und Magnesium ausgelöst. Das nachfolgende Rezept für einen Mineralapfelessigtrunk gleicht den Mangel aus.

Besorgen Sie sich die Mineralien Eisen, Kupfer, Zink, Mangan und Magnesium in der Apotheke in Form von Tabletten oder Brausetabletten. Geben Sie nacheinander je eine der Tabletten in eine Flasche mit Apfelessig. Verwenden Sie so viele Tabletten, wie sich im Essig auflösen lassen. Das heißt, wenn der Essig mit den Mineralstoffen gesättigt ist, lassen sich weder Tabletten noch Brausetabletten mehr auflösen, sondern sie schwimmen nur noch oben auf der Flüssigkeit. Die Mineralien werden durch das Auflösen in Apfelessig in eine besonders leicht verwertbare Form umgewandelt. Mineralpräparate, die sich nicht in Essig auflösen lassen, sind generell auch für unseren Körper ungeeignet.

Lassen Sie die Mineralessigmischung eine Stunde stehen und schütteln sie diese dann kräftig durch. Anschließend filtern Sie den gesamten Essig durch einen Kaffeefilter, da der Bodensatz ausschließlich nicht resorbierbare Anteile enthält.

Einnahme

Geben Sie in ein Glas mit warmem Wasser einen Eßlöffel dieses Mineralapfelessigs und behalten Sie das Getränk eine Weile im Mund, bevor Sie es schlucken. Über die Mundschleimhaut gelangen die durch den Apfelessig bereits voraufgeschlossenen Mineralien besonders schnell in die Blutbahn und helfen, das Hungergefühl zu dämpfen.

Sonstige Tricks

■ Trinken Sie ein großes Glas warmes Wasser oder Tee; meist verschwindet dadurch das Hungergefühl.

■ Kauen Sie einen Kaugummi. Das vermindert das Hungergefühl. Wenn Sie allerdings zu Magenschleimhautentzündungen neigen, ist dieser Ratschlag ungeeignet, da durch den Kaugummi die Salzsäurebildung im Magen angeregt wird.

■ Machen Sie sich eine Tasse Matetee grün (am besten aus der Apotheke) und trinken Sie diesen langsam, solange er noch heiß ist. Wenn er Ihnen pur nicht schmeckt, können Sie ihn gerne mit Süßstoff süßen.
Um die Hungerattacken generell zu vermindern, ist es sehr hilfreich, bereits am Morgen eine große Kanne Matetee zu kochen

und über den Tag verteilt zu trinken. Matetee ist ein hervorragendes und kalorienfreies Hilfsmittel gegen Hunger und wird seit vielen Jahren bei Diäten eingesetzt.

■ Bevor Sie ganz verzweifeln, essen Sie etwas frisches Obst oder Gemüse, beispielsweise Bananen, Äpfel, Karotten oder Tomaten. Ziehen Sie jedoch Gemüse vor, da der Zuckergehalt von Obst oftmals sehr hoch ist und nach dem Abbau des Zuckers im Körper meist schneller ein erneutes Hungergefühl entsteht.

2. Mehr Spaß am Kalorienverbrauchen

Eine Schlankheitsdiät soll uns helfen, die Fettpölsterchen zu reduzieren. Doch der Körper verzichtet nur ungern auf sein Fett. Bei jeder begrenzten Nahrungszufuhr geht anfangs nur Wasser verloren. Danach beginnt der Körper, Eiweiß in Form von Muskeln abzubauen. Dies läßt sich nur durch regelmäßiges Muskeltraining vermeiden. Hierbei muß es sich nicht um Bodybuilding in teuren Studios handeln, auch wenn dies zweifelsohne viel Spaß machen kann.

Welche Sportarten sind geeignet?

Auch hier gilt die Regel: Jedem das, was ihm gefällt, guttut und vor allem Spaß macht!

Um Kalorien zu verbrennen und fit zu werden, ist eine langfristige und schonende Beanspruchung zu bevorzugen. Die Übungen sollten mindestens 20 Minuten andauern, dürfen aber den Körper nicht an die Grenze der Belastbarkeit bringen. Selbstverständlich muß auf eventuelle Schäden an Gelenken, Rücken und an der Halswirbelsäule Rücksicht genommen werden. In solchen Fällen eignen sich beispielsweise mehrstündiges Wandern, ausgedehnte Spaziergänge, Schwimmen, Radfahren oder im Winter auch Langlauf besonders gut. Für diejenigen, die es etwas anstrengender mögen, empfehle ich Fitnessprogramme, die in fast jeder Stadt angeboten werden. Hier kann man zwischen Powergym, Problemzonengymnastik, Steppen, Callanetics, Aerobic, Bodystyling und vielem mehr wählen.

Es kann auch sehr viel Spaß machen, sich mit ein paar Freunden zum gemeinsamen Training auf dem nächstgelegenen Trimm-Dich-Pfad zu treffen. Oder vielleicht in einem geräumigen Wohnzimmer regelmäßig Gymnastikabende mit Freundinnen zu veranstalten. Auf jeden Fall ist in der Gruppe der Ansporn meist sehr viel größer.

Beim anschließenden gemütlichen Beisammensein muß man darauf achten, daß der mühsam bewirkte Kalorienverbrauch nicht wieder zunichte gemacht wird. Bitte löschen Sie Ihren Durst nicht mit hochkalorischen Getränken, sondern weichen Sie auf kalorienreduzierte Getränke, Schorle oder Mineralwasser aus.

Vielleicht haben Sie auch Zeit und Lust, sich einem Verein anzuschließen. Würden Sie nicht gerne einmal wieder reiten, Volleyball oder Fußball spielen? Gerade wenn Sie Ihr Gewicht reduzieren wollen, ist das ein guter Grund, liegengelassene Aktivitäten wiederaufzunehmen. In der Kindheit hatte man so viele Hobbys, die man als Erwachsener leider meist aufgegeben hat. Ist es wirklich das Zeit- oder Geldproblem, das Ihre Träume in Vergessenheit geraten ließ, oder trauen Sie es sich einfach nicht mehr zu, heute noch einmal anzufangen?

Vergessen Sie diese Bedenken einfach und tun Sie das, was Ihnen Spaß macht - und das muß nicht immer teuer sein.

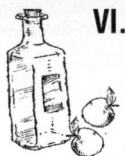

VI. Apfelessig ist nicht gleich Apfelessig – wie beurteile ich die Qualität?

Auch wenn am Ende alles »Essig« ist, was herauskommt, steht und fällt die Qualität eines Apfelessigs mit den Ursprungsmaterialien. Wer regelmäßig verdünnten Apfelessig trinkt, wird feststellen, daß es große geschmackliche Unterschiede zwischen den einzelnen Apfelessigsorten gibt.

Grundsätzlich läßt sich Apfelessig auch aus faulen, angeschimmelten und gespritzten Äpfeln herstellen. Durch eine Vielzahl chemischer Tricks kann man auf diese Weise ein nur scheinbar gesundes Produkt erhalten. Wenn wir von dem Apfelessig gesundheitsfördernde Eigenschaften erwarten wollen, sollten folgende gesetzlich vorgeschriebene Kennzeichnungen beachtet werden:

Die Essigart: Apfelessig ist immer Gärungsessig.
Die Sachbezeichnung: Ist der Apfelessig gefiltert oder nicht?
Namen und Anschrift des Herstellers: Das ist eine Qualitäts-Garantie.
Nettofüllmenge
Liste der Zusätze
Mindesthaltbarkeitsdatum und Chargennummer
Säuregehalt: Er muß normalerweise fünf bis sechs Prozent betragen.

Bezugsadressen

Voelkel KG
Pevestorf 23
29478 Höhbeck
Tel.: 0 58 46/9 50-0
Fax: 0 58 46/9 50-50

Kriegl Essig
Marktplatz 24
94431 Pilsting
Tel.: 0 99 53/93 13 - 0
Fax: 0 99 53/93 13 - 50

Friedrich Feldmann GmbH &
Co. KG
Bannwaldallee 40
76185 Karlsruhe
Tel.: 07 21/5 59 95 - 0
Fax: 07 21/5 59 95 - 27

Carl Kühne KG
Postfach 50 09 09
22709 Hamburg
Tel.: 0 40/8 53 05 - 0
Fax: 0 40/8 53 05 - 2 35

Rich. Hengstenberg GmbH &
Co. KG
Postfach 2 29
73726 Esslingen
Tel.: 07 11/39 29 - 0
Fax: 07 11/39 29 - 2 30

Melita Essigfabrik
Gebr. Weymar oHG
Postfach 19 19
61287 Bad Homburg
Tel.: 0 61 72/8 46 21
Fax: 0 61 72/8 61 17

Fr. Kaufmann GmbH & Co.
Fritz-Kaufmann-Str. 2-6
73056 Ebersbach/Fils
Tel.: 0 71 63/1 62 - 0
Fax: 0 71 63/1 62 - 40

Johs. Oswaldowski GmbH
Postfach 54 04 44
22504 Hamburg
Tel.: 0 40/5 47 77 40
Fax: 0 40/5 40 66 56